A SHORT GUIDE TO
A LONG LIFE

拒绝生病

[美] 大卫·阿古斯 ——— 著　王念慈 ——— 译

SPM 南方出版传媒

广东科技出版社 | 全国优秀出版社

·广州·

目 录

PART 2
生活中应该避开的健康杀手

PART 3

良心医生的叮嘱与保健清单

序 言

预防的力量

每周，我都要无可奈何地对至少两位癌症病人说，我对他们的病情束手无策。这是我唯一能对他们说的话，因为他们大多已经病入膏肓。到现在我还是无法轻松自在地对他们说出这一句沉重的宣判，但是我知道这是自己的职责所在，所以不得不这么做。

说实话，与50年前相比，今天我们治疗癌症的手段并没有进步多少。另一个更让人气恼的真相是，只要这些病人能够在年轻的时候，在生活上做出一些小小的改变，或许多半人就不会得癌症，甚至其他把他们人生搞得天翻地覆的病痛也会减少很多。每当想到这一点，我们诊疗室内的气氛就会更加沉重。

就目前所有人的健康情况来看，我相当确定一件事，假如能够尽早养成良好的生活习惯，并且远离那些导致疾病的坏习惯，大部分人都可以成功延缓或是完全避免各种今天常见的疾病：癌症、心脏病、肾脏疾病、脑卒中（中风）、肥胖症、糖尿病、自身免疫性疾病、痴呆症和其他神经退化性疾病。

在美国每年的死亡人数中，每 10 个就有 7 个死于我上面所列出的慢性疾病，这个数目相当惊人。心脏病、脑卒中和癌症，在每年的死亡人口中占了一半以上，而且现在我们大概有一半以上的人处在各种慢性疾病的痛苦中。

信息庞杂的时代

千金难买早知道。花点时间为自己想一想："能够预见 20 年后、30 年后，或是 40 年后的自己吗？"我们都想活得长长久久，我们今天所做的选择，将决定日后要面临的后果。每周看诊时，从这些病人的眼中，我就知道他们已经为自己之前的选择付出了代价。

我想，世界上最棒的事，莫过于人们再也不需要医生！也就是说，我们都只会死于"高龄"，就像一辆跑了数万公里的老爷车会坏掉一样，有一天我们身体的引擎也会因为老朽而发不动，使生命无法再继续。实际上在美国，这样的时代已经在 1951 年结束了，现在你很难再看到"寿终正寝"出现在死亡证明上。从那时开始，我们就必须在死亡证明上具体列出死者死亡的病因、致命伤或一系列并发症。

我从这些死因中发现了一个令人震惊的现象，那就是尽管我们生活在一个高度科技化的世界，能够获取大量关于保持健康或预防非传染性疾病的信息，但是现在全世界因非传染性疾病死亡的人数超过所有其他死亡原因的总和。现在我们很少听说有人能精神矍铄地活到 90 岁，能在睡梦中安详地与世长辞。相反的，我们常常听到有人深受久病缠身之苦，经过一段时间的"战斗"后，最终被病魔打败。

身处这个信息爆炸的时代，通过媒体的传播，我们可以轻易地获取各种养生方法，但也使我们必须付出更多努力才能够活得健康。就拿大家的搜索经验来说，例如你想搜出到底哪些东西"有益健康"或是"有害健康"，通常我们都会依靠专家的建议，这些信息可能来自最新的科学研究成果、鼓吹某一种理论的书籍，或是来自政府的建议、某药品说明书或是医生的意见。尽管这些信息非常普遍、俯拾皆是，但是它们却很容易出现相互矛盾的情况。

有可能今天一家知名媒体报道说："一篇刚发表的研究发现，复合维生素片能有效防癌。"第二天，另一家媒体又说："复合维生素片不仅会增加患癌的风险，而且对心脏健康没有任何帮助。"更糟的是，你还知道制造这些维生素的公司就是那家生产抗癌药物的公司！碰到这样的情况时，该怎么办呢？

当初我写第一本著作《无病时代》（*The End of Illness*）的目的很简单，就是想跟大家分享我与癌症斗争的经验。该书中，我们试着颠覆一般医学的思考逻辑，希望找出能够延长人类寿命的新点子。虽然癌症的死亡率在过去 50 年间并没有太大的变化，然而医学上

的其他重大发现让我们得以对抗其他许多疾病，改变它们对我们的
影响。

这些例子有：使用他汀类药物治疗心血管疾病和脑卒中，利用
抗生素对抗细菌引起的感染性疾病，通过抗病毒药物或疫苗预防和
解决特定的病毒性疾病，开始重视吸烟和不良饮食等行为对健康的
影响。只不过获得改善的部分好像仅止于此，对于那些往往无法归
咎于单一原因的慢性、退化性疾病，我们仍旧没有办法研究出一套
比较好的治疗方案。

数十年来，人们试图对身体和其潜在限制归结出一些特定的指
标，这些指标可以是一段突变、一种病菌、一个缺陷或是一些数值，
像是白细胞总数、血糖浓度或是三酸甘油酯含量等。只是这样的指
标反而让我们偏离了正轨，不仅改变了我们关心身体的方式，在某
些情况下也改变了治疗方式的发展方向。

颠覆传统的观点

《无病时代》里有一个重要的概念是一切生活准则的根本，那就
是"健康是什么"。今天，我和我的同事还是很难有所定论，因为我
根本不知道真正的健康到底是什么。当然，我们可以通过许多方式
检视健康状态。举例来说，你可以测量体重、胆固醇、血糖和血细
胞的状态，或是评估你的气色和睡眠质量。

可是就整体健康而言，这些数据真的无法告诉我们太多信息，以及经年累月之后你可能变成什么样子。这促使我开始鼓励大家通过一套复杂的步骤检视自己的健康状态，这套检视步骤不是只看单一面向或是病灶。很多时候，了解一种疾病并不能带来什么好处，我们需要的其实只是控制疾病的方法。这种彻底颠覆传统的健康观能够为我们开启一扇门，让我们对现在甚至未来的医疗方式有新的感悟。

一直到我开始讨论这本书的内容和回应读者的相关意见后，我才觉得自己大致掌握了有关健康的棘手问题。在做这些事的时候，我很快发现自己身处问题的接收端，有着千头万绪的问题需要弄清楚，例如，"你写这本书的真正目的是什么""为什么要公布相关的医药处方""医生应如何给几乎没有医疗保险的普通人开昂贵的药物"。

我先就最后一道问题加以说明。在这本书中，我所开出的"处方"简单易行，比方说穿一双好鞋（长寿法则第59条），以及天天定时享用午餐（长寿法则第3条）。坚持每天规律生活和多多走路的习惯有多大的效益（长寿法则第16条）？抛开维生素和营养补充剂后，你可以省下多少钱（长寿法则第62条）？一旦你了解购买冷冻蔬菜会比购买某些新鲜农产品（这些农产品并不如你认为的那样新鲜，详情请参照长寿法则第5条）更有益健康，你的饮食生活将会轻松多少？

拒绝生病

即使有时我提出的建议并不是完全不需要花钱，例如DNA检测，但是通常费用也都不会太高，或是有其他的替代方案（请参照长寿法则第19条），它们能提供给你许多有用的健康信息。

2012年的秋天，我参加《奥兹医生脱口秀》（*Dr. Oz Show*）这个节目。在美国，我算是备受争议的医生之一，但我想我跟这个节目的理念完全对立，因为我不会认可任何不具有良好临床试验（这些研究以严谨的科学方法进行）支持的医学言论。基于对这方面的坚持，因此我也被认为是美国最保守的医生之一。

许多人认为每天服用阿司匹林或是他汀类药物有害健康，但服用维生素是有益健康的行为。不过研究数据会告诉我们完全不是一回事，从中我们发现阿司匹林和他汀类药物能够显著减少你的死亡风险［也就是科学家所说的全死因死亡率（all cause mortality）］，但是维生素和补充剂可能增加你得各种疾病的风险，癌症即是其中之一。

思想与行动的转变

当听到一位医生强力推荐某种药物时，一般大众难免会认为这是因为药厂给予医生金钱上的报偿或是分红。我能理解也能体会为什么大众会如此联想，但是我必须郑重声明，我并未与任何药厂有利益上的关系。过去，我曾经受聘为讲师，为药厂的管理团队讲课，

006

但从未参与药厂的任何营销业务。因此，假如我推荐某一种药物或是某一类药物，只有一个善良动机并有迹可循的原因，那就是这些药物确实对健康有积极的影响。

我并不介意自己的理论引起大众的争议，甚至激发人们对此提出疑问。因为在美国，食物和健康这两个部分所带来的经济效益就占了美国 GDP 的 30% 以上，可是我们的政治家和公民领袖没有人去讨论这些重要议题。

或许他们也会为医疗改革所需资金不断地唇枪舌剑，但我比较希望看到的是，他们多将讨论的重点放在改革本身。他们讨论的重点让我难以置信，因为他们对话的思维仍停留在该如何解决医疗改革的经费上，而非如何减少大众对医疗改革的需求。

事实上，我写这本书的部分动机是提供给你一份改变的动力，让身为医疗改革需求者的我们可以从自身出发做出一些改变。假如人人都能够在生活上做出改变，降低自己对医疗改革的需求，就能够进一步减少社会对医疗改革的整体需求。这个结果将遵循《经济101》（*Econ* 101 ）*中其中一条基本定律：当我们的身体越来越强壮，对医疗改革的需求也将随之减少，进而降低这方面的花费。一切就是这么简单。

---

* 《经济 101》英文名：*ECONOMICS* 101，Econ 是"Economics"的缩写。这是一本关于生产和消费研究的百科全书，由亚当斯媒体（Adams Media）在 2016 年 1 月 2 日出版。

关于健康的懒人包

说到这里，我写这本书的另一个主要原因很明显：我想要让尽可能更多人知道这些法则。在《无病时代》出版后，许多人请我将自身的"养生法则"凝练成一套有系统的列表，好让他们能够按表操作。换句话说，他们想要一份养生的懒人包。

我在《无病时代》中花了很多时间列举出医学上的例证，所以在这本书里不会再多花篇幅举例，也不会用任何医学术语或是艰深的辞藻表达想法。在这里，我只想用最直接、最纯粹的方式告诉你，在每一天的生活中可以用哪些简单的方法常保健康，而不是告诉你一大堆以理论、研究、历史和科学堆砌而成的僵化指令。

在你读完这本书所有法则后，最重要的是：从中拣选出一些对自己有益的部分并采取实际行动。在这65条法则中，每条法则都搭配了一两段文字加以说明，不过有少数几条根本不太需要我多加解释（长寿法则第29条：微笑），因为单单就字面上的意思，你们就可心领神会。

我希望通过这本书解开你对养生保健的疑惑，了解该如何活得健康，让你在人生的各个阶段都可以维持最佳的体能状态。就如同我在上一本书里所说：我的建议并不会非常苛刻。我不想跟你说每一天的日子该怎么过、每天的晚餐该吃什么，或者在这里诊断你的健康状态。相反地，我想让你拥有掌控自己身体和健康的力量。

　　我在书中的建议比较像是一种生活法则，可以帮助你们从多元的生活模式中找到一套最符合个人价值观和行为准则的生活方式。更何况，没有哪个答案可以完整地涵盖健康的方法，因为世上健康的方法有很多种，所以这些准则正好能够帮助大家打造属于自己的健康方法。

　　不管你是否正在与病魔斗争，我的目的就是帮助你获得最佳的健康状态。我想促使你仔细检视自身对健康的理解程度，并且改变你的生活态度，这能够大大提升你的人生质量。

　　显然，每天媒体上都有大量似是而非的保健信息令我们晕头转向，但是我们真正需要的其实只是一些简单的叮嘱，告诉我们何谓健康的生活方式。我希望读完这本书后，你不仅能够获得必备的现代科学和医学知识，还能够得到明辨是非的智慧，帮助你为自己做出最好的决定。我还希望你的选择能够强而有力地影响你的未来，并且在必要时将你引导至自我疗愈的道路，因为只有自己有所领悟，才有办法终结疾病。

　　我把这本书分为三个部分。第一个部分"生活中就做得到的健康指南"，提供你一套清晰的脉络，告诉你做哪些事能打造自己的健康王国。第二个部分"生活中应该避开的健康杀手"，则告诉你有哪些事情有害健康，应该避免接触。这当中有些事情非常显而易见，例如避免高风险行为和少吃成分不健康的食物。但是有些事情非一眼便可看穿，像是如何不让自己成为浮夸媒体下的受害者，以及如何不轻视自身的医疗信息。我将帮助你了解怎么从五花八门的医疗信息中分辨哪些是夸大的，哪些又是有用的信息，跟亲朋好友分享你的医疗信息可以让你获得哪些好处。第三个部分"良心医生的叮嘱与保健清单"，则以每10年为一个单位，更直接地为你规划，列举出你在20岁、30岁或是40岁等阶段应进行的各个事项。这一份条例式的计划表才是你真正的养生懒人包，它让你知道该在哪个年龄阶段完成哪些目标。

为了配合整本书的架构和内容性质，某些观念会反复出现，也就是说，或许会有两项不同的法则能够帮助你达到同样的效果。我之所以通过不同的方式呈现相同的原则，是希望可以让你对这些原则更加印象深刻。

请细细品味这本书的一字一句，我保证当中的某些法则会影响你一辈子，并让你的人生过得更加美好。不过，在正式进入主题前，先让我告诉你一些重要的基本原则。

基本原则一：以科学为根据

健康信息是动态的，并非亘古不变，所以今天的建议，可能明天就会改变。我在书中列举出的法则，是目前能够减少你生病风险的最佳做法，皆有相关的可靠数据证明。尽管你还是可以找到一些与我想法相左的研究结果，但是那些研究都是单一个案，根本不符合科学运作的模式。

当科学家想要权衡一个主题时，他们不会只用一项研究支持他们的想法。相反地，他们必须考虑跟这个主题有关的所有研究，并一一检视其结果，这正是整合性分析（meta-analysis）在做的事情。因此，我列出的所有长寿法则一定都符合这个黄金准则。

然而，假如有一天，科学的研究结果推翻了某项既定事实或是我们习以为常的观念，届时我也会欣然接受这项新观点（和新法则）。

基本原则二：从自身状况考虑

书中提及的建议，并非所有状况都适用，特别是处方用药的部分。在采取这方面的行动前，必须先跟医生和家人讨论，并且好好思考自己内心的核心价值。就跟确定人生的新方向一样，必须花时间坐下来，静心思考，想一想它们可能对你的影响。

同时要记住，健康会随着年龄不断变化（请见基本原则一），所以需要适应因年龄而异的改变。若用科学的方式来模拟，我们会说人体是一台由多组"浮动系统"（emergent system）构成的机器（这些系统能让人体不断地改变、成长和进化），拥有惊人的自我调控机制，因此你不需要花多少心力，便可以让自己保持在最佳的健康状态。举例来说，在过去的一个小时内，你的身体可能已经默默地更新了十亿个细胞。

基本原则三：不断寻找更好的解答

你是自己的主人，这本书只是帮助你内省和思考的一本工具书。假如我的建议有任何冒犯你的地方，或是让你完全没办法接受的地方，请不用勉强自己，尽管跳过这些法则。

我写下这些法则的初衷，只是让你了解自己及与医生进行有效沟通的方法，同时使你对自己的生活有所觉悟，明白今天你做的每一件事都将对以后有所影响。

不过，当碰到某一条法则让你感到不太自在时，请记住，没有一条法则百分百完美，因此与其直接忽略这条法则不去执行，不如寻求更好的研究，或者说，寻找更精良的技术帮助你达成目标——我们必须不断精益求精。

这里举一个简单的例子：尽管阿司匹林被吹捧得有如灵丹妙药（长寿法则第 22 条），但它并非完美无瑕，服用它的时候，你仍有可能出现胃部不适或是出血等。面对这种情况，我们要提出的疑问应该是：为什么美国国家卫生研究院（national institutes of health，NIH）不多拨一些经费研发更好的阿司匹林，这样一来我们就可以去芜存菁，只享受它所带来的神奇功效，而不必承担它所带来的副作用。

最后我必须坦白说：我承认自己的想法深受迈克尔·波伦（Michael Pollan）著作《吃的法则》（*Food Rules*）的影响，本书的灵感来自他的另一本畅销著作《为食物辩护》（*In Defense of Food: An Eater's*

Manifesto），而《吃的法则》一书的写作模式也正巧成为我写这本《拒绝生病》的模板。

在《无病时代》里，我引述过几次波伦的理念，因为我相当佩服他在饮食方面的论述，并认为他的每一项论点皆言之有物。因此，就如同《吃的法则》列出了一整套简洁、好记的方法，告诉你该怎样聪明饮食，我的《拒绝生病》则是以类似的手法呈现出一套聪明生活的法则。

当然，这当中肯定有一些法则与饮食和采买食物有关，除此之外，我还会告诉你保持健康的其他各种因素。尽管我在这本书里的遣词造句非常言简意赅，但是我仍然可以跟你保证，它能够帮助你活得健康又长寿。

PART 1

一

生活中就做得到的
健康指南

本章提供了一套清晰的脉络，告诉你在
每一天的生活中可以用哪些简单的方法常保
健康，而不需要深入理解一大堆以理论、研
究、历史和科学堆砌而成的僵化指令。

长寿法则 1

听、观察、感受自己的身体，
并记下每一项特征

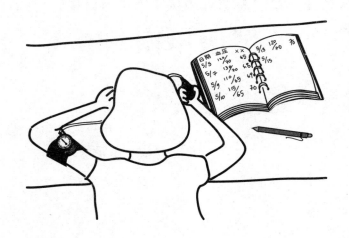

　　时至今日，想要知道自己的血压和心率数值已非难事，事实上，这件事比找到一座公用电话亭还容易。假如非要我说出一个长寿必备的法则，那就是好好了解自己。因此在《拒绝生病》的众多法则中，我以这条法则为开场白，希望你先好好了解自己身体的特征、生命体征（vital signs）和其他相对容易取得的健康参数。现在我们就来看看"听、观察、感受"的葫芦里到底卖些什么药！

　　不需要多加说明，你也能在手边或是附近药店找到不少能够帮助你测得生理数值的工具，有时你甚至根本不需要使用任何实体工具，只需要用心体会，便能感受到自己身体的声音。比方你可以注意自己整体的状态怎样、睡眠状况好不好、有没有哪里疼痛不适，以及哪些事情或是食物可能对身体产生刺激等。

　　生活中有太多人从未停下脚步问问自己"我的状态好吗""早上起床是不是很困难""有哪些时刻让我觉得糟糕透顶"又或者"什么时刻会让我感到通体舒畅"。当你放慢脚步思考一下这些不费吹灰之力的感觉时，就会惊讶地发现，你的身体一直以来的奇怪现象和节奏竟然都可以从中获得解答！

　　如果你想更严谨地解读自己的健康状况，可以连续三个月详细记下身体每天发出的信号，包括测量的时间、血压和脉搏的数值，以及当下你正在做的事情（例如刚吃完早餐、刚起床、放松看电视或是听到坏消息的时候等）。

　　每天选择不同的时间进行自我检测，因为血压和脉搏的数值会随心情和时间起伏，这样的测量方式能让你获得比较客观的数据。一年之中，你必须反复做几次这样的记录，最好是每两三个月做一次，这样才可以及时发现身体的变化。尽管大多数人是到了必须就医的阶段才开始记录身体发出的信息，但其实这个习惯平时就应该养成。

　　然而，假如你真的是就医之后才开始记录这些数值，也请你在下一次诊疗时一定要带着自己的健康日志供医生参考。大部分药店都有售卖或是提供测量血压的仪器，甚至连你的智能手机也可以下载具备这类功能的应用程序（请见长寿法则第 2 条）。

　　我是个性化医疗（personalized medicine）的忠实信徒，这种医疗会依据你的生理、基因、价值观和个体状况，设计出符合你个人需求的专属医疗照护模式。就像裁缝能够根据一个人的身材量身缝制出一件衣服一样，现在的医学技术也可以依照每一个人的健康状况，打造出专属的治疗方式和预防方法。

　　不过，能不能享有这份个性化医疗，决定权掌握在你的手中。倘若你始终没有仔细检视身体发出的声音，就永远都无法享受个性化医疗带来的好处。

　　在完成第一次为期三个月的密集式健康日志后，之后每隔两三个月你都必须于再度完成自我检测时自问下列基本问题。

　　（1）你给自己整体的能量状态打几分？

　　（2）你的身体有出现任何异常状况吗（皮肤、头发、感官、呼吸、胃口和消化等方面）？

　　（3）你患有任何慢性疾病吗？

　　（4）你的压力有多大？请以 1 ~ 10 的数值表示。

　　（5）你快乐吗？

　　（6）你想要自己的人生出现什么样的改变？

（7）你的体重多少（请每一到两周量一次体重）？

＊当然，在你展开记录的第一天，也必须自问这些问题，并且诚实作答。

具体内容请参考下面的健康问卷。

附：

个人健康问卷

不知道如何充分利用下次去看医生的机会？不清楚如何开始了解你自己的身体，让你能够按照个性化医疗的理念优化自己的行动计划？那就从这里开始，填写下面的个人健康问卷，这张健康问卷的目的是让你为见医生做好准备——让你在看病过程中有一些可供讨论的线索。即使你认为你的医生已经知道关于你的这种情况，或者这些问题的答案就在你的医疗档案中，在今天重新审视一遍也是有好处的。其中一些并不是医生会诊单上的标准问题，但它们的答案可以揭露一些不易察觉的内情，为你治疗疾病时提供帮助。

认真并诚实地回答下列每个问题。在"是"或"否"的选项上按情况画圈，并尽量多写注释。大部分问题询问的是当天的情况，但是如果任何问题令你回想起过去一年之内发生的事情，或者在这一年里曾令你担心，那么就将它写进你的问卷里。

和其他自我测试不同，这份问卷没有记分卡，你的答案属于你自己。我建议你将这份问卷打印出来，直接将答案写在纸上，尽量写得全面、详细和富于描述性。随身携带这份问卷，提醒自己见到你的主治医生时要讨论的事情。不要害怕向你的主治医生出示你的答案，如果你这样做感到不舒服，那就找一个让你信任的医生。记住，这一切都是为了使你维持长久的健康，终结你自身的潜在疾病。

在问卷末尾，你会找到更多说明，帮助你确定你今天的个人指标，这些个人指标将帮助你最大限度地发挥这份问卷的作用——以及充分利用你的个人信息。

总体感觉：你感觉怎么样？这可以说是你向自己提出的最重要的问题。你今天可能感觉很棒，但是昨天呢？你在什么时候情绪低落？有固定的模式吗？对你来说，早上起床困难吗（是／否）？

能量水平：按照从 1 ~ 10 的度量标准，你认为自己的能量水平在什么位置？它在过去一年里是如何变化的？

　　日程安排：你在饮食、运动和睡眠方面的日程安排有多规律？每天的日程是一样的还是不同的？

_____

_____

　　呼吸：有无任何异常可报告（是 / 否）？当你呼吸时是否听到或感觉到咔嗒咔嗒声（是 / 否）？深呼吸会引起疼痛吗（是 / 否）？你深呼吸时会咳嗽吗（是 / 否）？休息时及运动后回答这些问题。

_____

_____

_____

　　运动耐力：你能够舒适地进行多少运动量？这种程度的体力活动和过去一年内你的感觉及你的运动强度相比如何？当你移动或运动时，有任何身体部位感到疼痛或奇怪吗（是 / 否）？

_____

_____

　　步行：你步行的方式和从前习惯的方式一样吗（是 / 否）？你是否在步行时身体偏向一侧，并且此前从未这样过（是 / 否）？和以前比，你是不是更加驼背了（是 / 否）？完全站直身体走路是否困难（是 / 否）？

_____

_____

_____

感官知觉：你的任何身体部位有无任何异常或与平常不同之处可报告（是 / 否）？例如，你的嗅觉如何？它像从前一样敏感吗？变迟钝了吗？

_____

_____

皮肤：当你赤裸身体在镜子前检查皮肤时，有没有发现任何奇怪的斑纹、增生或突起（是 / 否）？和你上一次检查皮肤时相比，是否有任何变化（是 / 否）？你的袜子有没有在脚踝 / 腿上留下凹痕（是 / 否）？（如果有的话，可能说明你的心脏没有正常工作，令体液在身体局部滞留，增加了血凝块的风险）

_____

_____

毛发：在粗细、质地、增长 / 减少等方面，你的毛发有没有任何变化（是 / 否）？你脚踝附近的毛发有没有减少（是 / 否）？这可能是血液循环问题的迹象，在男性中表现得尤为明显。相反，你有没有在奇怪的地方生长毛发，例如手臂和脸上（是／否）？这可能是激素变化的信号，尤其是在女性中。

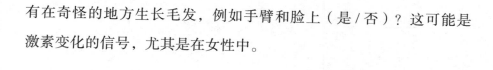

指甲：这些已经死亡的组织实际上可以告诉你很多事情。它们的外表或颜色最近有没有改变（是／否）？变色的指甲可以预示某些病症，从单纯的感染到糖尿病都有可能。如果你的指甲发黄，就该检查一下是不是患糖尿病了。指甲还可以预示铁含量指标，在指甲基部寻找一个泛白的弯月牙，它是铁含量良好的迹象。

手指：手指的关节会在使用后出现疼痛吗（是／否）？如果你是女性，你的无名指比食指长吗（是／否）？如果是这样，你会有两倍的概率患上骨关节炎。这个论断来自 2008 年发表在《关节炎与风湿病》（*Arthritis & Rheumatism*）杂志上的一项研究，该研究发现了这个古怪的关联，并猜测较长的无名指与胎儿期子宫中浓度较高的睾酮有关。胎儿期较高的睾酮水平会降低雌性激素的浓度，而这种激素对于骨骼发育至关重要。如果你是一名食指比无名指长的男性，你罹患前列腺癌的概率会减少三分之一。

_____

_____

关节：它们疼痛吗（是／否）？早上起床时更疼，还是劳累一天后更疼？怎样做可以缓解关节疼痛？

_____

_____

食欲：食欲和以前一样吗？更好了还是更差了？你对食物有强烈的渴望吗（是／否）？如果有，是对什么食物？

_____

_____

乳房：如果你是一名女性，当你在检查自己的乳房时，有没有看到或感觉到任何肿块、突起或浅凹（是／否）？

_____

_____

消化：有没有任何不舒适的感觉可报告（是／否）？你必须经常服用非处方药（例如碳酸钙、胃肠用铋、西咪替丁、善胃得、兰索拉唑、通便剂等）以帮助消化／处理肠胃问题吗（是／否）？如果你有症状，那么在你吃完饭之后，症状会得到缓解还是会更严重？你是否对某些特定食物敏感或过敏（是 / 否）？是什么食物？

　　头痛：你是否经常头痛（是 / 否）或偏头痛呢（是 / 否）？你知不知道引起这些头痛的诱因（是 / 否）？你有没有连续服用非处方止疼药（例如布洛芬、萘普生、泰诺、伊克赛锭、阿司匹林等）（是 / 否）？

　　过敏：你对任何东西有过敏的情况吗（是 / 否）？你的过敏状况在过去几年有变化吗（是 / 否）？如果有，是怎么变化的？

　　睡眠：你的睡眠状况是否良好（是 / 否）？你是否偶尔吃安眠药（是 / 否）？醒来时，你是否在大多数情况下感觉得到了充分的休息（是 / 否）？你的就寝时间和起床时间的稳定程度如何？你的配偶是否说你打鼾（是 / 否）？（常以打鼾为标志的睡眠呼吸暂停如今极为常见，并且是心脏病发作的已知风险因素。幸运的是，睡眠呼吸暂停可以非常成功地治愈）

_____

_____

疼痛：你有任何部位感到不适或疼痛吗（是／否）？

_____

感冒和流感：你经常生病吗（是／否）？你在过去一年内有过几次发热现象？当你生病的时候，你痊愈所需的时间是不是比你的朋友或家人更长（是／否）？你今年打过流感疫苗吗（是／否）？

_____

_____

情绪：你的情绪有多稳定？你有抑郁感吗（是／否）？

_____

_____

激素周期：如果你是女性，你的月经周期规律吗（是／否）？你是否处于准更年期或更年期？

_____

_____

既往诊断：你从前曾被诊断出过什么病症？你目前是否有任何正在长期治疗的病症（是／否）？

_____

_____

压力水平：按照从 1 ～ 10 的级别排列，你的压力处于什么水平？它是长期存在的还是偶发的？这种压力影响你的生活方式了吗？如果你的压力和工作有关，那么对于你的工作，你是喜欢还是讨厌？（虽然你有压力但你喜欢自己的工作，和讨厌工作并且工作给你带来压力相比，这种状况要好得多）

_____

_____

体重：你对自己的体重满意吗（是 / 否）？你是否尝试过改变体重（是 / 否）？当你这样做了之后发生什么？你是否有一个无法摆脱的大肚子（是 / 否）？

_____

_____

药物（处方药和非处方药）：你服用什么药物，是为了什么病症，你服用这些药物有多久了？这里所说的药物包括所有维生素、补品、添加剂和偶尔服用的药物（例如缓解头痛的几片泰诺或布洛芬）。

_____

_____

保健预防：你有没有按时做最新的常规体检 / 健康检查、注射疫苗、做筛查（例如子宫颈抹片检查、结肠镜检查）和血液检查等？你是否知道考虑到你的潜在疾病风险因素，你应该吃什么食物（是 / 否）？

_____

_____

总体满意度：如果你必须按照从 1 ~ 10 的级别确定你对自己的感觉，你的数字会是什么？你会给自己什么样的成绩单？ 你想要改变生活中的哪些方面？

_____

_____

确定你的个人指标：简单地说，个人指标是能够说明你的健康状况的数据、规律、标准或详细信息。例如，你的体重就是个人指标；你需要在晚上 10 点上床睡觉才能在第二天感觉良好，这也是个人指标。从更广泛的角度看，你还可以将个人指标看作一系列你接受的习惯，它们会影响你的健康——可能增强也可能偏离你所希望达到的身体状态。你刚刚填写的问卷将帮助你确定自己的个人指标。为了最大限度地了解你的个人指标，完成下面两个练习也是有帮助的。

（1）每年跟踪记录你的体重指数（body mass index，BMI）。

（2）使用下面 4 个数据栏（定义如下）经常性地定期测量血压，尤其是如果你有高血压史或者年龄超过 40 岁。

① 数据栏 1：日期。

② 数据栏 2：一天当中的时间。

③ 数据栏 3：血压。

④ 数据栏 4：描述你在这段时间的状态——例如，你刚刚醒来，该上床睡觉了，你在放松地品尝葡萄酒，或者你刚刚打完一个令人恼火的电话。

将连续数周的数据带给医生，供他（她）参考。注意：如果你没有测量血压的设备，如今大部分拥有免预约诊所或大型连锁药店都有可供你使用的血压监测设备。

善用科技小工具监测自己的身体状态

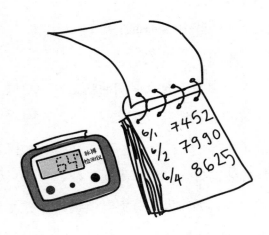

　　每一天，我都会看到一些有助于自我追踪健康状态和幸福指数的小工具或是应用程序（App lication，缩写为 App）上市。（市面上已经有成千上万种自我追踪式应用程序可以下载到智能手机里，而自我追踪式的穿戴装置市场则正在急剧增长中。）

　　你今天走了多少步？昨晚睡觉的时候，你处在多梦的快速动眼睡眠状态（rapid eye movement sleep，REM sleep）的时间有多久？

你午餐吃得多快？你的脉搏多少？你燃烧了多少热量？你血液中的含氧量有多高？你大脑的电活动（electrical activity）在夜间如何运作？你的压力有多大？你的情绪状态怎样？

假如你配有合适的数字装置，上述问题你都回答得出来。不过如果你没有数字装置，面对这些问题，我可以想象你会有多么紧张和不安。

假设你真的想发扬长寿法则 1 的精神，就该考虑利用这些精巧的装置，协助你获取更清楚明确的生理数据。2007 年，《连线》（Wired）杂志有几位聪明的编辑早就预见了这一天的到来，他们认为终有一天我们能够通过数字装置，详细并长期记录自己每一项生理状态，就跟意大利帕多瓦生理学家桑克托瑞斯（Sanctorius）当年做的事一样。

桑克托瑞斯在 16—17 世纪，曾连续 30 年详尽称量并记录自己吃进体内和排出体外的每一样东西。《连线》杂志的编辑特别创造了"量化生活"（quantified self）这个新词来形容这样的举动。时至今日，这样的行为已经变成一种国民运动。

不过，假使你只想了解自己的健康状况有没有维持在一个标准范围内，但不想佩戴这些带有《星际迷航》（Star Trek）色彩的高科技装备，也可以从体重、睡眠质量和活动状态等生活细节中看出一些端倪。

可是说真的，或许你真该考虑为自己添购一套自我追踪式应用程序或是相关数字装置。这些小工具多到不胜枚举，我无法在此为你一一罗列。再者，就算我有办法列出，当你看到这份清单时，市面上肯定已经又出现一大堆新一代的应用程序和数字装置。

这些小工具可以协助你追踪、计算、规划和研究日常生活中，所有跟健康有关的指标，并将它们转化为你的个人健康信息档案。有些应用程序能根据你所在的地点安排饮食，例如，它会告诉你这个区域有哪些当季食物，并为你提供当地农贸市场的相关信息。

过不了多久，我们只需要穿戴上微小的数字装置，便可以获悉身体一整天的动态。尽管并不是每一个人都想全天穿戴这类数字装置，这些性能强大的小工具确实有助于我们建立和维持身体的基准值，而且在某些情况下，它们也可以让我们了解调整哪些行为能让自己变得更好。

比方说，一旦你的情绪因为压力而爆发，大概就很难马上冷静下来，然而假如有一款数字装置或是应用程序，能在你进入压力警戒区时及时提醒你，你就可以提早采取一些行动减轻自己的压力。

"工欲善其事，必先利其器"，这个道理在很多方面都可获得印证：电子邮件和手机缩短了我们沟通的距离，网络加快了我们搜寻数据的速度，汽车则让我们更快抵达目的地。所以，我们怎么会认为自己不需要利用这些小工具监测身体的健康状态呢，更何况它们已经随手可得？

使用这些小工具不会让我们变得以自我为中心，因为它们只不过是帮助我们更加了解自己健康状态的辅助工具。

　　不仅如此，有了它们的协助，还能提升管理自我健康的动力，让我们更好地照顾自己。请好好倾听身体的声音，并且记住"你的身体只有你最了解"的忠告。

长寿法则 3

以规律的作息让身体减压

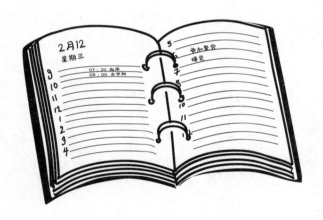

　　身体喜欢可预测性。你今天起床的时间是不是和昨天一样？你吃饭的时间有没有跟昨天差不多？减轻身体压力的最佳办法，其实就是保持规律的作息。也就是说，你每天的生活步调要尽可能一致，一年 365 天皆是如此。这样身体机能才可以一直以最理想的平衡状态［恒定性（homeostasis）］运作。

　　没错，就算是在周末、交际应酬、加班，或是处在其他有碍身体节奏规律、预料之外的突发事件时，你都应该尽可能保持身体的恒定性。一旦身体保持在恒定的状态，你便可以在睡眠状况、用餐时间、生理活动及服药情形四大方面获得长足的进步。就像你的身体渴望规律的睡眠一样，它也渴求你定时用餐。

举例来说，如果你没有在该吃午饭的时间用餐，那么身体不仅会发出让你感到饥饿的信号，还会让你体内的皮质醇（cortisol）含量飙升，这种压力性荷尔蒙会让你的身体赶紧囤积脂肪，并且减少能量的耗损。换句话说，老是在身体该吃饭的时间饿肚子的行为，非常不利于减肥或是维持理想体重。

同样的道理，如果不饿，就千万不要为了排遣无聊、寂寞或是郁郁寡欢等情绪，在不固定的时间随意享用点心或用餐，因为这将打乱身体精细的运作节律。假设你平常没有天天在下午 3 点吃点心的习惯，就绝对不要在困倦的午后用油炸食物提神。不过，倘若你确实有午后食用点心的需求，请在固定的时间享用它。一把坚果、一份水果、蘸有沙拉酱的蔬食，或是少许奶酪和苏打饼干，都是比油炸食品更好的选择。

长寿法则 4

备份个人医疗数据，以备不时之需

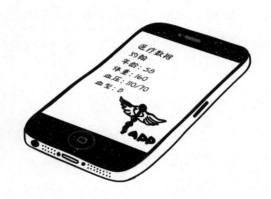

你手边有自己所有医疗记录的副本，并且能够通过网络取得吗？我们当然要这么做，否则万一有一天你被送到急诊室又无法说话时，医生打算为你注射青霉素，而这种药物正好是可能夺走你性命的变应原，该怎么办？

今天我们用手机和计算机打理了生活中的每一件事，唯独一件事例外：储存自己的医疗记录，并且不断更新我们的健康信息。请将自己所有医疗保健记录储存在云端硬盘，你就可以随时取用它们。同时将这份档案的密码告诉一位信任的家人或亲朋好友，好让他们在必要时能够获取这些档案的信息。

　　每个人在健康照护方面都需要有个伴，所以挑选一位值得信赖的人担任这个角色，然后赋予他取用这些医疗信息的权限。假如你尚未建立一份完备的个人医疗记录电子文件，请向医生索取你所有医疗档案副本，再花一个下午的时间把它们扫描成电子文件。之后，你也可以把这份电子文件副本存进你的 USB（universal serial bus，通用串行总线）钥匙圈中随身携带。这个任务听起来或许有点儿麻烦，让人想打退堂鼓，但实际上，它只需要花几个小时的时间，而且可以让你日后受益无穷。

　　就我的行医经验来看，急诊病人就诊的时间往往都是院方无法实时取得医疗记录的休息时间。不是他们故意要这样，而是因为他们的不适症状大多在午夜时分、周末甚至旅途中发作！

　　每一个人的医疗病史都不一样，对为你诊治的医生来说，若对你的病史一无所知，将会是个很大的挑战。所以请务必将你的医疗记录建一个文件，并且放在随手可得的地方，有一天这个举动可能挽救你的生命。

长寿法则 5

吃"真"食物和当季蔬果，
远离化学添加物

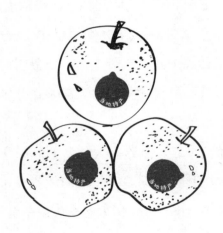

老实说，这一项法则听起来让人有点儿感伤，不过是现代人不得不奉行的饮食原则。迈克尔·波伦在《为食物辩护》中说过一段话："任何想要撰写《饮食书》的人，都必须以此准则为民众解惑。"确实，每一天都有人在问这个问题："我到底该吃些什么？"答案就是："真"食物。

什么是"真"食物？除了急速冷冻的水果和蔬菜外，在超市里的生鲜区就可以找到许多"真"食物——农产品、肉类和海鲜。采买食物的时候，请远离那些陈列着一盒盒、一罐罐包装食品的"伪"食物的区域。

若你非购买这些包装精美的食品不可，请详细阅读它们的成分标识，千万不要把含有念不出名字或是化学系学生才看得懂成分的商品放到购物篮里！尽可能购买保有原形的天然食物，如此一来，你不仅不必吃进一堆杂七杂八的化学添加物，也可以远离它们可能引起的过敏反应。

同时，你也必须小心标有"健康声明"（health claim）的食品。往往号称有益健康的食品，都不是太天然（它们的包装上可能出现"低脂""低糖""不含胆固醇""非油炸类烘焙食品""富含抗氧化剂""纯天然"等标语或是健康声明）。你想想看，一样食品能够合法标注这些文字说明，要经过多少验证程序，这表示在这个过程中，它不太可能保存跟天然食物一样的成分。

以橙汁为例，很多品牌的橙汁包装上都标着五花八门的健康声明，例如"让你喝进一天所需的维生素C"。实际上，这一罐八盎司（约227克）容量、毫无纤维并饱含果糖的果汁，绝对不可能比整个新鲜橙子有益健康。如果你还需要经过厂商说明才知道吃这家产品的理由，你就更不应该吃这些东西。

更糟糕的是，有很多人以为自己吃得很健康，因为他们只买冷冻的轻食晚餐、脱脂冰淇淋或冷冻酸奶、100% 天然果汁、低脂奶酪、能量棒、健怡汽水，以及有机低卡零食等。不过假如你花点心思看看这些食品的营养成分，就会发现这类产品通常含有比较多的糖、蛋白质、脂肪、钠，以及其他看不出所以然的奇怪成分（在成分标示里，含量越多的成分会列在越前面的位置）。

在这一条法则里，还有一点你需要特别注意，即"选购当季的蔬果"。假设在美国，你能在 2 月吃到蓝莓或是西红柿（heirloom tomato），又或者是在 6 月吃到甘蓝菜（俗称卷心菜，brussels sprouts）和猕猴桃，就表示这些非当季蔬果不是来自我们国家。换句话说，这些农产品是从别的国家漂洋过海而来的。

拜现代进步的航运科技之赐，有太多蔬果一年四季都可以吃得到。今日我们或许处在一个能够全年享用各种丰富蔬果的时代，不过当这些非当季蔬果出现在超市货架上时，它们的营养成分早已经大不如刚采收之时。因为蔬果一旦被采摘下来，便会开始产生化学变化，营养成分也会随之流失。

再者，万一这些蔬果被采摘下来时尚未成熟（为了减少它们在长途运输中的耗损，大部分蔬果都会在未完全成熟的状态下被采摘后再进行催熟），就无法生成完整的维生素和矿物质。也许在超市里这些进口蔬果的外观看起来成熟了，但是它们的果肉绝对不可能提供跟本土当季成熟水果一样高的营养价值。

除此之外，新鲜蔬果在长途运输的过程中，其部分营养素也会因为暴露在光和热之下而受到破坏，尤其是维生素 C 和维生素 B 等对光、热敏感的营养素。照这样看来，最终被我们吃进嘴里的这些非当季蔬果，只不过是一些营养价值低且可能含有某些不好化学物质的低劣食物。

因此除非你可以买到真正当季而且最近才从邻近农场运来的新鲜蔬果，否则在超市选购蔬果时，请直接前往冷冻区购买冷冻蔬果，这类产品的包装上大多印有"新鲜急速冷冻"的字样。

一般来说，冷冻蔬果是选用完全成熟的水果来制造的，所以它们保有最完备的营养素（商家一收到这些农产品，便会快速将它们冷藏起来，避免营养素流失）。但无论你买的是新鲜还是冷冻的蔬果，买回家后都请尽快食用，因为就算是冷冻蔬果，在好几个月的冷冻下，它的营养素含量也一定会有所下降。至于新鲜蔬果，也请在它们甜美多汁、爽脆可口的时候及早享用，千万别让它们的营养素在你家水果篮或是冰箱里一点一滴地流失。

看到这里，你们的心中大概会产生一个疑问："我要怎么知道自己买到的水果新不新鲜？"赶快接着看下一条法则吧！答案就在里面。

借聊天学习如何选购最新鲜的食材

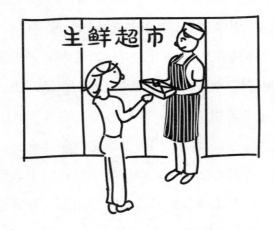

　　除了农家以外，摊贩或超市里管理生鲜产品的工作人员大概是最了解这些食物的人了。在和他们聊天的过程中，你可以得到许多有助于自己聪明消费的信息。

　　好比说，生鲜部的仓储人员可以告诉你哪些农产品是刚刚进的货，它们的产地在哪里，又是哪一个农场栽种的；负责肉类区的小伙子可以告诉你这些肉类是哪一家牧场供应；管理海鲜区的女员工则可以告诉你哪一种鱼最新鲜、销量最好。不要害怕开口询问他们，他们都很乐于分享自己这方面的知识。

　　然后当你采买食物的场所从超市转换到当地农贸市场时，你将会更想要和这些与食物更加亲近的人聊聊天、交交朋友。请善用你在超市运用的方法，向这些农家取经，了解你所购买的食物。农贸市场很少贩卖进口农作物，所以你可以在那里找到最新鲜的蔬果。

　　如果你大部分的新鲜蔬果都是购自当地的农贸市场，自然也就不容易买到那些加工过、营养价值低的非当季食物了。也许你会因此在伙食费上多花一点儿钱，不过一切都是值得的，因为一分钱一分货。当你吃进优质食物的同时，也远离了许多和饮食有关的疾病，在医疗上省下了大笔金钱，从而享受更高质量的人生。另外，优质食物的味道不但比较好，也更容易让你有饱足感，从而减少吃进的热量。

利用空间打造健康菜圃

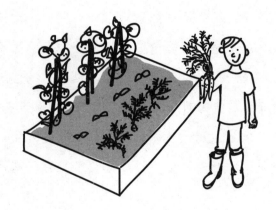

　　家里有小朋友的家庭特别要谨守这条法则。对小朋友来说，亲眼让他们看到"真"食物的生长过程，就是培养他们健康、良好饮食习惯的最佳办法。不仅如此，亲自栽种作物的时候，也会迫使你注意到哪些作物是在 5 月开花、哪些作物在 12 月结果。再者，你家小菜圃的蔬果新鲜度和营养度，肯定会比超市或是农贸市场里的好，因为它们离你的厨房不过几步之遥，采收后便可以马上下厨烹煮，甚至直接洗净享用。

即便你住在空间狭小的公寓或是不擅长园艺，也不必惊慌。有心最重要，你只需尽量依自己生活的空间和环境种植一些容易照顾的植物即可，并不需要有一亩地或是一大片后院，单单一个能放在窗台上的花盆就够了。所有种植花草需要的工具（花盆、土壤、种子）都可以在当地花市备齐，并在那儿问到一些园艺技巧。

一开始，你可以种一些香草或是辛香料（香菜、罗勒、薄荷、薰衣草），假如空间允许，也可以再种一些体积比较大的作物，如辣椒、西红柿、小黄瓜、青豆、雪豆、生菜和牛皮菜（swiss chard）。或者你也可以找个地方作为自己菜圃的基地，终年在那里依季节种些不同的作物。

更甚者，我们还可以联合邻居一起加入菜圃的行列，让这样的行动变成一种小区活动。如此一来，当作物收成时，你们不仅能互相分享作物，还可提升小区的整体健康水平。

为自己定下一套可行的饮食原则

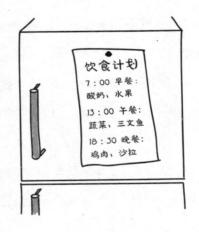

你该吃哪些食物？是无麸质、低碳水化合物、蔬食、生食，还是低脂食物？还是你要按照减肥中心的饮食计划表操作？说实话，这些全都无关紧要，重要的是，你喜欢吃进的食物，你的身体也喜欢它。你不必强迫自己遵守一份过度苛刻的饮食习惯，因为它的限制反而可能让你缺乏某些重要的营养素。全球各地有很多健康的传统饮食，值得我们去细细审视它们千古流传的原因。

迈克尔·波伦在《吃的法则》中第 48 条也有提到这个观念，我很喜欢他的说法。他说："请多向法国人、日本人、意大利人、希腊人学吃饭。"

不论你奉行哪种传统饮食，都会发现他们崇尚吃天然的食物，不吃加工食品。几世纪来，这些饮食习惯在世界各地已经有各式各样的人身体力行，并且人人都从中发展出一套适合自己的饮食方式。这些饮食习惯包括饮食分量合宜、同桌共享美食、不会一直进食、三餐定时定量（不吃零食）等。

今天很多人的腰围超标，不只因为吃进错误的食物，不良的饮食习惯亦是很大的原因。现代人在用餐时间内很少会和亲朋好友围桌吃饭、聊天，往往都是在上班的路上、车里或是办公桌前独自解决一餐。在自助式餐厅用餐时，我们会不断去取第二份、第三份甚至是第四份的餐点，仿佛永远也吃不够（事实上好像也是如此）。

另外，为了不让饥饿感找上门，我们会不定时地吃点零食，一天下来，在不知不觉中吃下了大量热量。误餐则是另一种造成我们腰围直线上升的原因。假如为了晚上的大餐，故意先饿肚子，到了晚餐时间，我们很可能会吃进过量的食物，并影响当晚的睡眠状况。所以晚餐请不要吃得太饱，离开餐桌的时候，最好让你的胃还带有些许饥饿感（不要把你的饭菜吃得碗底朝天，餐餐都吃得一干二净，并不一定是一件好事）。

想要维持良好的饮食习惯，最简单的方法是自己亲自动手做饭，并且一次多煮一些和亲友同桌共享（而不是坐在电视机前，或是方向盘后面独自进食）。你可以用新鲜的食材烹煮出各国的美味食物，我甚至会同意你高兴吃多少就吃多少，前提是这些可口的菜肴和甜点都是你亲自使用"真"食物制作而成的。一旦开始吃进对的食物，同时养成定时定量的饮食习惯，你的健康状态就会比大多数人好许多。

长寿法则 9

建立一套缓解工作压力的方法

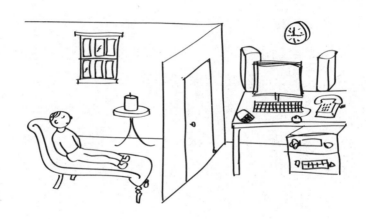

尽管没有一项研究特别强调工作压力对生理健康的负面影响，但我们仍可以从其他方面的研究看出心理压力和疾病之间的相关性，例如肥胖、糖尿病、阿尔茨海默病、抑郁症、肠胃问题和气喘等疾病的患病风险，都会随压力增加而提高，甚至恶化。

"压力会导致心脏病"的说法虽然已是陈腔滥调，却是千真万确的事实。心脏大概是全身最强壮、最无敌的器官，它每天都要输送大约 8 吨的血液量，平均一天要跳动 10 万次以上。然而，这并不表示它就能对心理压力的微妙影响产生免疫力。

我们最常在星期一出现心脏方面的毛病，这一点并不让人意外。假如你生活中的主要工作是照顾行动不便的亲友，则更需要注意这一条法则，因为不少研究结果显示，身为伴侣看护者的人比较容易早亡（与没有扮演看护者的同龄人相比，他们的死亡率高出 63%）。

既然人生中难免会遇到工作压力，那么我们该怎么样减少它对我们的影响呢？长期保持工作行程的规律性，并且做一些能够提振心情的小动作，都有助你在工作中保持积极、乐观的态度。

提供一些方法供你参考：午休时间在阳光普照的街道上散散步；在办公室多起来走动几次，譬如你可以站着讲电话，或是边讲边随意走动；接电话之前先深吸一口气；工作时放一些轻柔的音乐；与其去酒馆借酒消愁，还不如去健身房挥汗运动；工作告一段落的时候，花几分钟去逛逛自己最爱的博客或是网站，以及确定每天收发电子邮件的时间。

调查指出，每个人每天花在收发电子邮件上的时间平均占工作时间的 23%，查看收件箱的频率大约是每小时 36 次。但是每看完一封信，就必须花 1 分钟以上的时间重新把心思放回原本正在进行的工作上，因此固定收信件时间很重要，只有这样才能避免频繁收发信件造成的压力。

长寿法则 10

每天一杯红酒降低心脏病风险

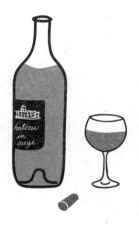

　　不论今天的科学怎么说，许多流传数千年、超越文化和宗教束缚的饮食习惯，确实或多或少蕴含着老祖宗的智慧，有益人体健康。就像适量饮酒（特别是红酒）能降低得心脏疾病的风险，不过这也可能提升患乳腺癌的风险。而过量饮酒对心脏的杀伤力，也远比滴酒不沾大许多。

　　所以我们该如何在这两者之间找到平衡点呢？一般来说，女性一天以一杯为限，男性则为两杯。另外，这些饮酒量不得累加，也就是说即便你这一周都没有饮酒，到了周末也不能一口气喝十几杯。

长寿法则 11

养成良好的卫生习惯远离病原菌

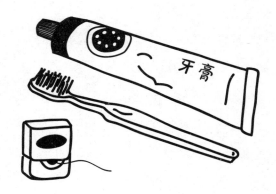

　　良好的卫生习惯是迈向健康的第一步。对于感染性疾病大幅下降的原因，你可能会有点儿难以置信，既非因为我们找出了致病的病原菌，也不是因为抗生素和疫苗这类先进医疗，一切只是我们改善卫生习惯的成果。

　　虽然严格来说，它的影响力无法和青霉素、天花疫苗或小儿麻痹疫苗的发现相提并论，但是对 19 世纪中期疫苗和抗生素尚未普及的年代来说，了解洗手的重要性是医疗上的一大突破，很多人就是因为这个洗手动作而保住了一命。

1847年，出生于匈牙利、在维也纳妇产科诊所工作的伊格纳兹·塞麦尔维斯（Ignaz Semmelweis）医生注意到，跟由助产士接生的孕妇相比，由医学系学生协助生产的孕妇，产后比较容易出现致命性的发烧。于是他进一步探究这样的结果到底是由哪一个环节的差异造成的，后来他很快就发现症结所在：医学生在帮孕妇接生之前，常常刚为因细菌性败血症去世的患者做完尸检。

细菌性败血症是一种全身性的血液感染疾病，细菌会在患者的体内到处流窜，并引发严重的发炎反应。这些细菌若残留在尸检后的医学生手上，一不小心便会在接生时转移到孕妇身上，导致孕妇产后出现致命的高烧。因此他马上制定严格的接生程序，要求所有协助生产的人都必须用消毒液清洗双手。

这项措施效果很明显，短短三个月内，孕妇产后死亡的概率明显减少了。虽然当时医生还搞不清楚很多疾病的确切原因，但是仅靠改变卫生习惯同样大大减少了疾病的传播。如果可以早一点养成洗手的习惯，或许就不会有这么多人死于瘟疫和流行病了——几个世纪前，这些疾病曾经夺走数百万人的生命。

甚至到了今天，我们也一直将"勤洗手"挂在嘴边，并且是每天必做的一件事。勤洗手不仅可以让你免受病菌的感染，更可以防止疾病的传播。洗手时，你只需要一块肥皂和一些清水，不一定要用杀菌的肥皂，一般的肥皂就可以发挥很好的清洁效果。

如果你身边没有水，可以用含酒精的洗手液。调查研究显示，每天至少洗 5 次手的人，得流感的概率比洗手次数较少的人小 35% 左右。

除了手部的清洁外，保持全身的清洁状态同样有助于你远离其他小毛病，如头虱、口臭、体味、蛲虫和脚气等，这些全都可以通过良好的卫生习惯获得改善。不要忽视外皮擦伤，就算伤口再小都要尽快消毒，以免引发严重的皮肤感染。

假如一不小心被葡萄球菌引发感染，就得用强效的抗生素进行治疗，因为这类细菌非常难杀灭。此外，干净、整洁的卧室是良好睡眠的首要条件，每周用热水清洗一次床单，保持房间整洁，尽量不要放置电子设备，这将会使你拥有良好的睡眠质量（请见长寿法则第 58 条）。

长寿法则 12

找个"同居"的人互相照应

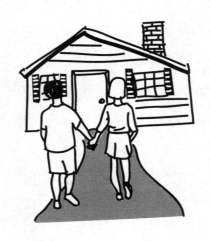

乍看之下，同居和长寿之间似乎没有太大的关联。不过我们可以这样想：当你和另一个人生活在一起的时候，你就会因此更注意自己的健康状态和卫生习惯；你也会因另一个人的存在，开始对自己的行为和生活习惯负责。

比方说，你很少做出危险的行为，更倾向于建立一套缓解压力的方法，因为生活中还有一个温暖的人陪着你，让你在愤怒、消极和濒临崩溃之际，有人听你倾诉。这大概解释了有伴侣的人的血压数值比单身者理想的原因。至于你要不要为此而结婚，甚至是生孩子（请见长寿法则第 47 条），都取决于你个人的意愿。

长寿法则 13

健康的体重能让你远离慢性病

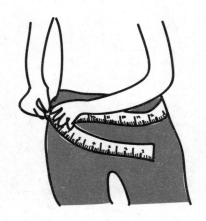

　　身体健康和体重息息相关，这一点并不让人感到意外，身体太胖（或是反过来说，太瘦弱的体形）会使身体无法好好工作。从另一个角度来看比较具体，减去身上多余的脂肪，有助于减轻行走时膝盖所承受的压力；每减掉 1 斤的体重，就相当于减去膝盖 4 斤的行走压力。

　　也就是说，如果你一天走 1 万步，每减去 1 斤的体重，就差不多为你的膝盖减去了 20 吨的压力。想想看一年下来，它所累积的效应有多惊人！所以长远来看，即使是减去一点点体重，也可以为你的人生带来很大改变。

身体过度肥胖还会增加你患各种慢性疾病的风险，心脏病、关节炎和糖尿病是最常见的例子，现在就连老年痴呆症和癌症也时有所闻。不知道自己的体重是否健康？利用体重指数帮你鉴定吧！

在网络上找一个体重指数计算器或是量表（见下表），看看自己的体重指数值是否在 18.5 ﹋ 24.9 的理想范围内。

如果你觉得自己的体形或是骨架不适用体重指数，容易被高估，那么你至少要保持健康的身体，因为这是对抗肥胖的重要方法之一。

附：

BMI 计算方法及对照表

体重指数（BMI）＝体重（kg）÷身高^2（m）

例如：70kg÷（1.75×1.75）＝22.86

体质类型	WHO 标准	亚洲标准	中国标准	相关疾病发病危险性
偏瘦	<18.5	<18.5	<18.5	低（但其他疾病危险性增加）
正常	18.5～24.9	18.5～22.9	18.5～23.9	平均水平
超重	≥25.0	≥23.0	≥24.0	增加
偏胖	25.0～29.9	23～24.9	24～27.9	增加
肥胖	30.0～34.9	25～29.9	≥28	中度增加
重度肥胖	35.0～39.9	≥30	≥30	严重增加
极重度肥胖	≥40.0	≥40.0	≥40.0	非常严重增加

长寿法则 14

接种流感疫苗，降低患病风险

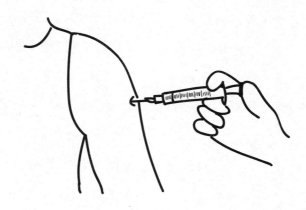

　　如果有一种药只需每年服用一次，就能达到预防癌症的效果，而且没有副作用，费用也不贵，你或许会想试试看。没错，流感疫苗正是具备这种潜力的药物，它是一种一年打一次的疫苗，注射之后，你就不必担心生活因为重感冒而被打乱好几天，甚至是好几周。它不但可以让你一如既往地享受人生，还可以让你把那些可能生病的时间花在做家务和与亲友相处上。

　　不过流感疫苗所做的事不只是帮助你对抗流感，还可以降低你日后患肥胖症、心脏病、脑卒中和癌症等疾病的风险。因为假如感染流感，你的身体就会有一两周的时间处于发炎"风暴"中，这个过程会对你体内的细胞造成诸多伤害，进而衍生各种疾病。

　　近几年来，美国心脏协会（American heart association，AHA）和美国心脏病学院（American college of cardiology，ACC）都建议心脏病患者定期接种流感疫苗，因为研究证实，它可以减少致命性心脏病发作和脑卒中的发病率，甚至减少患者死于各种疾病的风险。

　　另外，2012年的一项研究显示，感染流感的孕妇比较容易生出患有自闭症的孩子。所以你看看，流感疫苗能为健康的人阻隔多少疾病的侵扰！

　　遗憾的是，不少人仍对流感疫苗有着错误的认知，认为它有副作用、毫无功效或是含有毒素等，这简直是胡说八道。这之中最让人感到不安的，是有这些荒谬想法的人往往都是受过高等教育的。

　　就像有人会说："我天天吃薯条汉堡也不运动，还不是没有变胖，也没有得心脏病吗？"这些人也会说："我从没打过流感疫苗，还不是没得过流感吗？"

　　没有打过流感疫苗的人，得流感的概率比接种过疫苗的人大很多。一年有45 000名美国人死于流感，而流感疫苗不仅能减少死亡人数和其他疾病的发生率，更能减少抗生素的用量和就诊的人数。

　　除此之外，不只你个人的健康会因接种疫苗而得到保障，整个医疗系统的负担也会因此大大减轻。免疫系统较弱的所有老弱妇孺也可以从中受惠，因为他们无法产生跟我们一样强的抵抗力。

　　然而，每年流感疫苗的接种率不到 40%，这一点简直让我抓狂。不接种疫苗的这种行为的结果，如同助长流行病的传播一样严重。

长寿法则 15

深入了解自己的身体状况

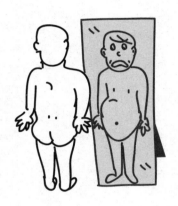

　　每天我们除了洗澡的时候脱去全身的衣服,大多数时间都穿着衣服,顶多只会露出部分肌肤。但是你曾经光溜溜地站在镜子前,前前后后地好好检视过自己吗?这个动作会为你带来意想不到的启发。

　　皮肤是反映全身状态的指标之一,所以当我们肌肤的外观有变色,出现斑点、伤口、疹子等不讨人喜欢的变化时,往往意味着我们体内正有某些疾病在作怪。这些从未出现在你皮肤上的古怪变化，可能是皮肤癌或某些疾病的征兆。因此请每过一段时间就好好检视身上的每一寸肌肤，甚至是头发、指甲和口腔。

检视的过程中，你也会诚实地面对自己外观的老化。你肌肤的色泽和紧致度合乎自己的年纪，还是你看起来比实际年龄大？记下这些特征，假如你正在改变生活习惯，它们将有助于你了解这些改变为你带来的影响。

量量你的腰围，然后让它随着生活习惯的改善而逐渐变小。如果觉得自己显老，就开始做些护肤保养，滋养肌肤（并继续定期检视自己的肌肤状态）。或者，你也可以全然接受镜子前这个一丝不挂的自己，告诉自己现在的你很美好，而且一切状态都令人满意。我们都知道，强烈的自我认同感和接纳自身的外貌都有助于维持生理和心理的健康。

长寿法则 16

不要让久坐加速老化现象

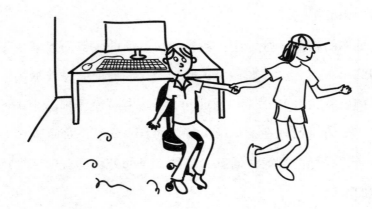

如果你是建筑工人、农夫、机场的行李处理员，或是从事某些需要大量体力劳动工作的人（换句话说，你大部分时间都必须站着进行），那你大可跳过这条法则，直接看下一条内容。

然而，如果你跟大多数人一样，一天当中有很长时间坐在办公桌前工作、乘坐交通工具上下班，回家后又喜欢窝在沙发上休息，你肯定会因为久坐的工作、生活习惯而老得更快。

　　学术界有无数研究报告证实，运动有助于保持健康，这当中也发现——一天中坐在椅子上时间越长的人，得肥胖症、糖尿病、心脑血管疾病的概率越高，甚至就连总死亡率也会随之增加。

　　英国是最早针对体能活动量展开研究的国家之一，研究中，英国人了解到身体一整天的活动量对健康的重要性。20世纪50年代，学者以伦敦双层巴士的司机和票务员为实验对象，比较两者的工作性质对健康的影响。结果发现，需要整天上下楼梯检票的票务员，其心脏病发作的概率比长时间坐着开车的公交车司机小许多。最近甚至有些引人争议的研究指出，体能活动可以帮助我们的DNA对抗老化。

　　你真的可以改变自己的基因表现，让身体朝更健康长寿的方向发展，只要你的屁股不要一直黏在椅子上。更何况自从办公室工作在20世纪变得更为普遍后，我们也亲眼见证了和久坐相关的许多疾病与日俱增。

　　在此我必须说一下，"坐"这个动作本身并不是罪魁祸首，而是"久坐"会触发某些负面的生理代谢。就像运动会刺激身体产生变化一样，久坐也会，然而它和运动的作用相反。运动促进我们的身体正向代谢，久坐却反其道而行之。

　　研究已经显示，长时间坐着不动，会对生理代谢产生显著的负面影响，诸如与血脂、胆固醇、血糖、休息血压（resting blood pressure）和与食欲有关的激素瘦体素（leptin）等，皆会受到影响（它们全都是造成肥胖症、心脑血管疾病和其他慢性疾病的风险因素）。

千万要记住：假如你一直认为，只要在进行一整天的办公室工作之前或之后做一个小时的运动，就能弥补久坐对身体带来的负面效应，那么请你一定要好好想一想，这样的做法是否可行。就算你每天运动 2 个小时，也不可能抵偿你另外 22 个小时静坐或躺卧在床上所引发的负面生理代谢。

也就是说，倘若你每天都必须连续坐好几个小时，这样的举动对身体产生的负面影响或许就形同抽烟，而且无论你每天多么努力地挥汗健身，或是只在周末运动（但愿你不是后者），对减少久坐的影响都十分有限。

有鉴于久坐或多或少都会对健康产生负面影响，从事久坐工作的人，请尽可能多找机会起身活动一下，这个小动作是让你长葆青春的不二法门！

长寿法则 17

高强度运动使你的大脑更灵活

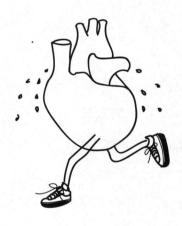

　　为了获得运动的好处（例如使身体产生正面的生物化学反应、保持良好的运作状态），降低患病的风险，你每天必须至少做 15 分钟的运动，而且运动时的心跳速率要比休息状态的心跳速率提升 50%。

　　以前的健康指南建议每周要运动 5 天，每次大概是半个小时，但这个建议已经不合时宜。假如一直坚守这条过时的建议，一天运动半个小时（但心跳的速率并未比休息状态提升 50%），那么随着你年龄的增长，除非同时缩减吃进肚子里的热量，否则你的体重也不会因此而停止攀升。

还有人会单靠饮食达到体重管理的效果，但这并不能让你的身体获得与高强度运动同等的好处。你必须让自己动起来，提升自己的心、肺运作强度，才有办法体验到所有运动对健康产生的正面影响，减少得心脏病、肥胖症、糖尿病和抑郁症的概率。从长远来看，天天汗流浃背地运动比每天吃一片巧克力蛋糕（而且没有运动），更能为你带来幸福感。

假设上面所说的好处都不足以使你下定决心动起来，就请好好想想这一点：高强度运动可以使你的大脑变得更灵光。基本上，我们每个人的大脑都有 1 000 亿个神经细胞，适当地锻炼身体有助于它们往好的方向发展。

有研究结果显示，持续从事高强度运动（例如竞赛性运动）或是每周快走数次多的老人，脑白质比较不容易出现萎缩。因此，如果你想在金色年华拥有一个思路清晰的脑袋，同时不想让衰老和老年痴呆症等找上你，就马上养成规律运动的好习惯吧，就算是简单的散步也好。

长寿法则 18

合理摄取咖啡因才能促进健康

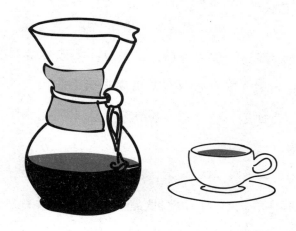

　　适量摄取来自咖啡豆和茶叶的天然咖啡因，对健康有正面的帮助。

　　民间疗法常说：咖啡因有助于激发我们的活力、警觉性和保持乐观的态度，甚至可以促进身体的新陈代谢和循环。所以，赛跑或骑行的人常常在比赛之前先喝一杯咖啡，以便提升心跳的速率，扩张体内绵延 9.6 万千米的血管，疏通血流，以及提高神经对刺激的敏感性等。

　　咖啡因会促进心血管和中枢神经系统的运作，并增加大脑和身体运动时需要的能量。虽然研究人员试图探讨摄取咖啡因和疾病（如心脏病、高血压、骨质疏松症和癌症）之间的关联，但经过一再研究后，研究人员只证明了咖啡因（来自茶饮或咖啡等传统咖啡因饮品，而非工厂生产的能量饮料）可能确实具有抗癌的特性。只不过必须再次强调，适量摄取才能发挥最佳效果。

　　一样东西再好，过量了也会适得其反。摄取过量的咖啡因可能让你变得容易焦虑、紧张兮兮，或出现头痛等症状。尽管这种状况很少发生，但市面上一些浓缩能量饮料的确很可能让你出现上述的咖啡因过量症状。

　　慢慢地啜饮一杯热咖啡，和快速地灌下一小杯含有大量咖啡因和糖分的饮料是不同的。所以请从品味咖啡或茶饮的过程中摄取咖啡因，并尽量避免摄取过度加工的含咖啡因饮品。

　　下午时刻就不要再摄取含有咖啡因的饮品了，特别是下午2点后。你的身体需要时间代谢体内的咖啡因，如果太晚摄取咖啡因，晚上你很可能会因为体内残存的咖啡因而睡不着。万一过了这个时间点，你还想喝一点提神的饮品，请选择茶饮，因为它的咖啡因含量比较低。或者你也可以利用散步来醒醒脑。

长寿法则 19

了解家族病史，预防可能发生的疾病

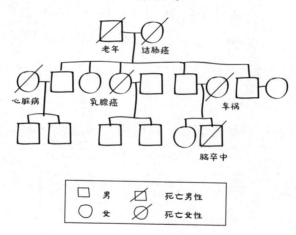

你的祖父母是因为年龄大而去世的吗？你上一次在医生办公室填写健康史问卷，看到问卷上提到家族里是否有人患有心脏病、痴呆症或癌症时，是否发现自己竟答不出来呢？要询问父母或其他家庭成员关于家族的常见疾病并不容易，但比起实验室的各种检测项目，家族病史可以更有效地帮助我们预防疾病。

事实上，家族病史是了解自己健康状况的重要工具之一，但是很多人都忽略了它的重要性。了解家族病史不用做任何侵入性的检测，只需要花一点儿时间开口询问亲戚，便可以快速地明白自己可能面临的健康风险。

目前只有不到三分之一的家庭清楚了解自己家族的病史，然而克里夫兰医学中心（Cleveland clinic）已经证明，想要知道自己得癌症的概率有多大，家族病史是最能帮助你了解这方面信息的工具。

如果特地打电话给父母或亲戚询问家族病史会令你感到不自在，那么你可以先把它放在心上，然后在下一次家庭聚会中提起。逢年过节的团圆时刻，甚至是参加亲友丧礼的场合，都是探询家族病史的理想时机。

有一点必须特别提醒你：家族病史的数据一定要涵盖父母双方家族的信息，尤其你是一名女性，了解父母双方的家族病史将有助于你厘清自己是否处于罹患乳腺癌或卵巢癌的高风险，这两种癌症都和家族遗传有密切的相关性。

长寿法则 20

从 DNA 检测了解疾病风险

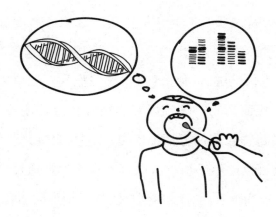

假设你的祖父在 50 多岁的时候因心脏病发作而身亡，母亲在 40 多岁时被诊断出患有结肠癌。从这些信息中，你应该采取什么样的行动？我猜，假如你的 40 岁生日将至，你大概会要利用最新的科技检查心脏和大肠的健康状况。

政府机构总是建议我们在多少岁进行何种疾病的筛检，但更好的方式其实是，依据自己的家族病史安排特定健康检查的时间点。

如果你希望更精准地筛检出自己可能罹患的疾病，可以进一步借助科技的力量，通过基因检测，了解这方面的信息。

目前，我们可以通过基因检测得出 40 种与遗传有关的疾病风险，例如动脉瘤（aneurysm）、多发性硬化症（multiple sclerosis，MS）和胃癌等。另外，还有一小部分新兴公司正在专攻遗传性疾病检测领域的技术。我坚信这种技术具有强大的力量，而且随着我们对 DNA 和疾病关系的了解越来越多，这类技术还会更加蓬勃地发展。

基因检测不仅能够告诉你容易得哪些疾病，还可以告诉你，你的身体将如何代谢药物、咖啡因和酒精等物质。这几年来我发现，自从美国食品药物管理局开始监管基因检测的质量和健康声明后，基因检测的项目也逐年增长。所以万一今天你在通过食品药物管理局审核的基因检测项目中，找不到自己想要检测的项目，请别灰心，现在基因检测的技术日新月异，只要耐心等候，相信很快就会盼到你所需要的检测项目。

这些检测确实得让你花上好几百美元的检验费，但是花了这笔钱，就可以通过网络持续获取与你的基因相关的信息，并掌握最新的研究情况（进行基因检测的许多公司会为你建立一个网络账号，以便你实时追踪与自身独特基因有关的科学研究进度）。

你还将知道该如何调整现在的行为举止，以降低你容易罹患某些疾病的风险，以及知道就诊时该告诉医生哪些重要信息。在某些情况下，基因检测结果可以辅助医生为你制定出最好的医疗方案，因为你的基因密码暗藏着你的身体对药物可能产生的许多反应。

例如，医生可以从中了解某种药物是否会对你产生严重的副作用，或者某种药物是否能对你发挥疗效，抑或该如何为你制定出完美的医疗方案等。换句话说，通过基因检测的结果，医生可以推断出你可能会对某些药物做出何种反应，并进一步与你一起找出最有助于掌控病情的方法。

基因检测既是一种强大的筛检工具，更是受测者改变生活形态的一股动力。倘若我告诉你，从一般大众的肥胖率来看，你大概有30%的机会变成一个胖子，那么你很可能会对这则信息毫无感觉，觉得事不关己。但假如你的基因检测结果告诉你，你的基因序列显示，你一生中变成肥胖者的风险是60% ～ 80%，是不是就会让你比较认真地去看待这件事呢？

这项结果或许会促使你花更多心思注意自己的生活习惯，以免因为一些不好的习惯而使得体重直线上升。再换另一个角度来看，如果你得知生命中有90%的机会将因为心脏病发作而一命呜呼，你也极可能费尽心力去治愈自己心脏方面的疾病。

你的基因检测结果和从家族成员那儿了解到的家族病史，可以为你回答很多问题，比如你应该在晚餐时来一杯酒吗；你应该在40岁前做一次乳房X射线检查吗；你能等到50岁才进行第一次结肠镜检查吗；现在对你的心脏进行压力测试是个好主意吗；你应该什么时候开始服用他汀类药物和低剂量的阿司匹林；你应该小心糖尿病找上你吗；鉴于你的年纪和关节问题，是否从一年跑好几场马拉松比赛，减至只跑几场半程马拉松比赛会比较好呢。

预防胜于治疗，经了解家族病史和基因检测，你便可以轻松地回答上述问题并且防患于未然。

长寿法则 21

正视他汀类药物对健康的影响

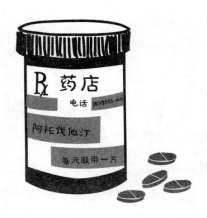

　　心脏病仍然是美国人的头号杀手，紧跟其后的则是癌症和脑卒中。自 1950 年以来，死于心脑血管疾病的人数已下降了 60% ~ 70%，这全都要归功于医疗科技的进步（包括使用他汀类药物）、饮食和运动教育的强化，以及大力倡导吸烟有害健康的成果。

　　然而，如果我们不采取这些预防对策，绝大多数人还是会在老年或年轻的时候死于心脏病、脑卒中或癌症。长久以来，我们一直以为他汀类药物只对降低胆固醇有作用，减少身体生成胆固醇的含量，进一步降低人们患心脏病的风险。不过事实证明，他汀类药物对身体还有更深远的影响，即他汀类药物具有减少全身发炎反应的功效。发炎反应是一种生物机制，它会让生理系统的运作紊乱，并引发各式各样的功能障碍和疾病。

说得更深入一些，肝脏中有一种主宰胆固醇合成的酵素，而他汀类药物正是一种能抑制这类酵素的化合物。它们是医学中最常开出的处方用药，能帮助无法单靠饮食控制胆固醇的患者降低血液中的胆固醇含量，常见的品牌有立普妥（Lipitor）和冠脂妥（Crestor）等。除了合成，这些组成他汀类药物的化合物也可以从天然的食物中萃取，例如红曲米和秀珍菇等食物。

如我在前面提到的，他汀类药物不仅对胆固醇产生影响。当血液中含有大量发炎标记时，则意味着此刻身体正受到有害物质的刺激，这个有害物质有可能是细菌、过敏源或是任何的有害细胞。当身体因这些外来攻击而出现损伤时，为了自保，它会启动发炎反应，让血管系统、免疫系统和损伤组织中的各种细胞动起来，对抗入侵体内的外来物。

研究人员发现，某些发炎反应和人类最恶性的退化性疾病有关，这些疾病包括老年痴呆症、癌症、自身免疫性疾病、糖尿病和早发性的老化性疾病等。实际上，几乎所有慢性疾病都跟慢性炎症脱不了关系。

　　首次指出他汀类药物具有减少发炎反应的价值的研究论文，在2008 年由哈佛大学的研究人员发表。该论文指出，不论是 50 岁以上的健康男性，还是 60 岁以上、没有高胆固醇但血液中含有大量发炎标记（这是一种不正常的征兆，表示身体有大量发炎反应在进行）的女性，在服用这些药物后，皆可以大大降低他们首次心脏病发作、脑卒中和其他动脉方面的问题。

　　时至今日，我们都知道造成心脑血管疾病的不全是胆固醇，慢性炎症或许才是症结所在。不仅如此，我们还知道他汀类药物不仅能够预防心脏病；自 2008 年以来，许多令人印象深刻的大型研究都证实，他汀类药物可以显著降低人类死于任何病症的风险，包括癌症［例如 2012 年《新英格兰医学杂志》（*The New England Journal of Medicine*）发表了一项包含 30 万名受试者的研究报告，该项研究发现，服用他汀类药物者，其死于癌症的风险大幅降低］。

　　那么是不是每一个人都适合服用他汀类药物呢？可能不是。但是如果你已经年过 40 岁，不妨试着和你的医生讨论一下。你可以如此向医生提出疑问："医生，我有什么不适合服用他汀类药物的状况吗？"

长寿法则 22

低剂量阿司匹林对心脑血管疾病的帮助

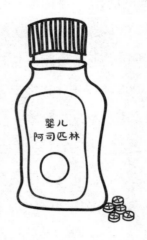

阿司匹林是人类使用最久的古老药物之一。很久以前，现代医学之父希波克拉底就利用阿司匹林的活性成分——水杨酸（salicylic acid），缓解人体的疼痛和发烧症状，当时他是从柳树的树皮和叶子中萃取出这种成分的。

1897 年，德国的化学家费利克斯·霍夫曼（Felix Hoffmann）为拜耳（Bayer）研发出第一款商业化的阿司匹林，从那一刻起，这类神奇的药物就不断向世人证明，它是一种非常有效并可靠的镇痛药。

　　到了今天，我们知道阿司匹林除了能减缓头痛和背部酸痛，对全身的运作也有很大影响。许多研究皆证实，服用阿司匹林不但可以大大降低心脑血管疾病的风险，甚至还可以利用它抵抗发炎，阻止一系列疾病的发生。

　　曾有研究指出，每天摄取 75 毫克低剂量的阿司匹林（这个剂量和美国常见的剂量 81 毫克差不多），可以降低 46% 罹患肺癌、结肠癌和前列腺癌等常见癌症的风险。

　　所以，如果你正值中壮年，或许应该开始和医生谈谈服用阿司匹林的事宜（因为阿司匹林虽好，但仍有造成服用者出血的副作用）。服用阿司匹林不仅能让你用最少的钱保持健康，更不需要任何医生处方就可以取得。

定期筛检并接种疫苗

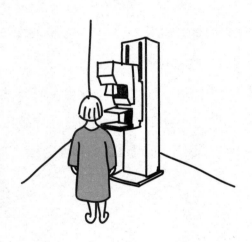

孩子出生时，我们会带着他们准时到儿科诊所报到，让医生为他们做定期的健康检查，也会坚持让孩子接种麻疹、腮腺炎、风疹和小儿麻痹的疫苗。为什么？因为我们知道这些预防措施能够减少幼儿的夭折率。但身为成年人，我们自己往往会因为懒惰和疏忽没去接受定期的筛检和疫苗接种，而失去预防医学的庇护。

如果你是一位男性，你必须知道夺去男性生命的前三种癌症分别是前列腺癌、肺癌和大肠癌，这三种癌症就几乎让 60% 罹患癌症的男性死亡。因此，假如你想提早防范前列腺癌找上你，可以去做前列腺特异性抗原（prostate specific antigen，PSA）的检测，这项检测只需要采集简单的血液样本，就能够及早筛检出你罹患前列腺癌的风险高不高。

万一你的前列腺特异性抗原数值属于高风险群，而且之后做的前列腺切片也显示有前列腺癌的征兆，你就可以尽早展开治疗，接受手术或是放射疗法。至于戒烟和尽可能减少暴露在二手烟的环境之下，则有助于你降低得肺癌的风险。再加上胸腔计算机断层扫描（computed tomography，CT）的筛检，更有助于减少你死于肺癌的机会。通过定期的大肠镜检查可以预防大肠癌，它能及时检测出你的大肠里是否有癌变细胞，或是让你得以尽早切除大肠里尚未癌变的息肉组织。

如果你是一位女性，则必须知道夺去女性生命的前三种癌症分别是乳腺癌、肺癌和大肠癌。你同样可以利用现有的众多筛选工具，帮助自己预防并及早治疗这些癌症，让自己不必因此而失去宝贵的生命。

除此之外，无论对男性还是女性来说，我们都可以通过相对简单易行的方式，预防或推迟心脏病和脑卒中的发生。比方说，我们现在就知道某些饮食原则，或服用他汀类药物和低剂量阿司匹林（如果你的体质适合这类药物）以便发挥这方面的作用。更甚者，假使你是罹患心脏病的高风险人群，你还可以进行心脏的压力测试或其他可行检测。

最后，千万别忘了接种成人疫苗，或其他还需要追加接种的疫苗。毕竟现代科学已经开发出不少新型的疫苗，可以帮助我们远离百日咳、带状疱疹、乙型肝炎和多种肺炎的侵扰。

当然，究竟该何时接种，必须考虑到你的年龄和风险，请尽管向医生提出这方面的疑问。假如你家里有十几岁的孩子，请跟医生表示想让他们接种人乳头瘤病毒（human papillomavirus，HPV）疫苗的意愿，好让你的孩子及早对这类广泛存在于环境中的病毒产生免疫力，降低日后患各种癌症的风险。

长寿法则 24

阶段性的养生攻略

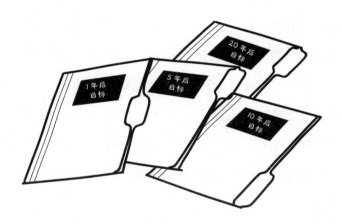

　　我们都需要目标，目标能让我们有奋斗的动力，对未来怀有憧憬。通常我们建立目标都是为了壮大自己的事业和实践个人的梦想，例如买房子和建立家庭。但是，我们何尝不能设定和养生有关的目标呢？

　　定下健康长寿必须完成的目标，然后正视它，用尽全力去达成它。不要小看自己，我们有完成各种目标的能力。

的确，每年都有不少人下定决心减肥，但大多无法成功达成目标。之所以会有这样的结果，是因为大部分人只顾着制定减肥的目标，却没有为此规划出具体的行动，而让整个减肥行动收效甚微。

你最好是以 1 年、5 年、10 年和 20 年为间隔，阶段性地规划出养生攻略。从健康角度设想，20 年后的你会身在何方？如果保持现在的生活状态，20 年后，你看起来又会怎么样？你想自己变成什么样的人？我们很难清晰地描绘出自己未来的面貌，但这样的假想确实可以帮助我们在今天做出适当的选择。所以，请为自己拟定一份计划表，然后努力朝着目标迈进！

在迈向健康的这条道路上，你可以为自己设立一些不同的小小里程碑。不要老是写"我要变瘦"这类空泛目标，请将这个大目标划分为几项小目标，让自己有办法依循这些小目标一步一步地抵达"变瘦"的终点。

举例来说，你可以定下这样的小目标："我每周至少要运动 5 天，每天 30 分钟""我要减少饮食中 80% 的加工食品""我每年都要做一次定期的健康检查"等。

先想想 1 年后你会变成什么样子，再想 5 年、10 年和 20 年后的自己，尽可能全方位想象自己会变成什么模样，而不要只想到外貌方面的变化（虽然这通常是透露你整体健康状态的首要线索）。接着，把你的家人也一起纳入这份想象，想想在各个阶段你会在整个家族中扮演什么样的角色。

20 年后，你还能够跟得上孩子（或者是孙子）的步伐吗？为了确保自己能够不离不弃地照顾已被慢性疾病缠身的伴侣，现在的你又可以采取哪些行动呢？由于年龄渐长，你是否也该好好想想在往后的 5 年中需要特别注意哪些风险因素呢？ 10 年后，倘若你回顾今天，你觉得会希望自己有什么不同的作为呢？

长寿法则 25

尽量以正常作息取代床上静养

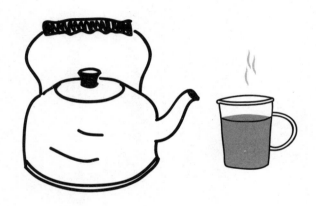

当我们患重感冒或肠胃不适时，通常都会病恹恹地躺在床上静养。但是如果你想身体机能尽早恢复正常的运作，整天躺在床上养病的行为可能并非明智之举。其实，对抗疾病的其中一部分策略，就是尽可能保持正常的作息。

毕竟，身体必须动起来，体内对抗病原菌的淋巴系统才能有效地将杀菌"部队"送至需要的地方作战。因此当身体不舒服时，别整天躺在床上，请适度地在白天出去走走、晒晒太阳，避免日夜颠倒，让身体内部的生理时钟保持正常的节律，减轻身体对抗病痛的负担。

当你觉得自己着凉的时候（比如喉咙有点儿痒痒的），请赶紧含一颗锌含片。更具体地说，请你吃醋酸锌（zinc acetate）制成的锭剂，这种形式的锌锭能有效对抗感冒。

截至目前，锌是唯一一种经研究证实可以缩短感冒时间的物质，而非松果菊（echinacea）或维生素 C。让锌锭在嘴里慢慢溶化，千万不要直接将它们嚼碎吞进肚里，因为唯有让锌锭里的锌通过口腔里的血管缓缓被吸收到体内，才能让它发挥对抗感冒的效果。

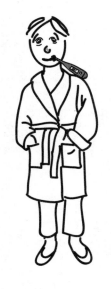

每天用这种方式摄取约 75 毫克的锌，每隔几个小时就含一颗锌锭，即可达到这个摄取量。同时你还需要多喝温热的饮品，例如蜂蜜水、柠檬水或花草茶等，这些温热的饮品不仅可以舒缓鼻子、口腔和喉头黏膜因发炎产生的不适症状，其酸甜的口感更可以刺激你的唾液分泌，帮助你清除喉咙和鼻窦的病原菌。

万一你怀疑自己感染了流感病毒，请赶紧到医院看医生，好让医生尽快为你开抗病毒药物，抢得对抗流感的先机。

长寿法则 26

如何与自身的慢性疾病和谐相处

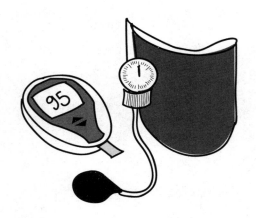

　　这件事很重要，因为没有人想等到情况不妙时才亡羊补牢，更何况很多慢性疾病是不可逆转的，所以预防肯定比管理更轻松简单。虽然有各种疫苗可以防堵疾病（如带状疱疹），但是假如我们没有根据自身的年龄和家族史，积极地进行各项筛检和血液检测，通常很难实时得知身体的细微变化。

　　万一你最终不幸必须面对慢性疾病（不论是暂时性的还是永久

性的），请不要掉以轻心。千万要密切关注病情的变化，因为你未来病情的严重程度，将取决于你现在对它付出的关心。

举例来说，如果你是一名1型糖尿病患者，每天都必须靠打胰岛素保全性命，你一定知道自己必须好好控制血糖。然而，假如你是一名患有边缘性2型糖尿病患者，由于这类糖尿病的症状不太明显，加上你尚未真正被诊断为2型糖尿病患者，你很可能会忽视它的严重性，不把它当一回事。但是，这样的漫不经心将带来毁灭性的后果，使你付出高昂的代价。

说到这里，我必须补充一点，即便现在有许多药物和疗法能够缓解病痛，并不表示你会想让自己的余生依赖它们生活。大部分人之所以必须仰赖药物维持生命，是因为在疾病发生前或是疾病早期疏于管理。所以请学会管理自己的健康状态，以便预防或推迟慢性疾病的发病。在某些情况下，你甚至可以逆转或完全摆脱这些慢性病。

最后请谨记一件事，即生活中发生的任何一种特别状况都可能成为激励你迈向健康生活的美好动力，就算那些看似和健康没什么关系的事物也不例外。

长寿法则 27

积极配合医生工作，提供详细的病情信息

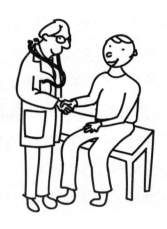

　　预防是获得健康和长寿的关键要素，因为等到你生病时，不管病情是重是轻，身体都已受到某种程度的伤害。因此，如果你从未与医生约诊做身体检查（因感冒或是肠胃不适而求诊所做的例行检查不算），请赶紧联系医生安排一下日程，进行全面的健康检查。让医生依据你的年龄和病史，为你筛选或检测相关的指标，甚至接种疫苗。

　　会诊时，你告诉医生的信息远比医生本身拥有的学识重要。由于我们身处 21 世纪，为了尽可能获得最大的经济效益，医生花在问诊的时间越来越少，这表示你本身的积极态度将决定你能否在有限的时间内获得最贴切的诊断结果。

　　不要先入为主地认为医生一定会仔细向你问诊，并列出每一种可能解决你病症的方法。在进入医生办公室之前，请先仔细观察自己的状态，花点儿心思记下身体产生的病征和症状。有些人天天都密切关注股票投资市场的波动，却不曾留一些注意力关心自己的健康，这不是本末倒置吗？

　　我知道在这个信息爆炸的时代，人人都希望以最快的速度得到想要的结果，每个人的肩头也都背负着满满的义务和承诺，这使我们忍不住想把健康这类大事全权交给信赖的人处理，例如医生。可是在这里我要告诉你，这样并不会让你保持最佳的健康状态。

　　同时，我建议你在与医生会诊时，带一位朋友或家人同行，如此可以增加你内心的安全感，也可以多个人替你记下问诊时讨论的内容。由于大部分人在诊室时都不是处于理想的身心状态，所以有一个人陪着你，可以让整个问诊的过程更加顺利，并让你记住更多独自就诊时可能没办法记住的细节。

　　但是假如对你来说，要人陪同就诊不太方便，就请你带一个可以录下会诊内容的小工具，让它作为你的备忘录。现在许多智能手机都具有录音功能，你也可以自行下载一个录音用的应用程序到手机里。

现代医学逐渐脱离传统"医生至上"的家长式独裁决策模式（在这个模式中，医生可以全权为患者做出关键性的决定），转向所谓"知情选择"（informed choice）或"共享决策"的方向。也就是说，患者可以根据自己的目标、价值观和风险承受力，做出最终的医疗决定。

其实，即便在今天，医学上的很多决定仍是依循某些特定人士的价值观运作，所以你在问诊时，请务必确认医生尊重你的意见和信念。尽管每种疾病通常都有好几种方法可以医治，极少只能靠一种手段治疗的病症，但是想要从众多的方法中挑选出最适合自己的医疗方式，还有赖于你与医生的共同努力。因为除了医生本身的专业外，你也必须提供给医生足够多的信息。因此，如果你无法坦诚自在地和你面前的医生会诊，就请赶快换一位医生吧！

长寿法则 28

强化核心肌群，让自己拥有健康体态

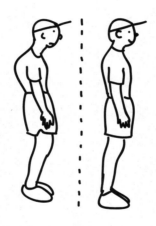

　　仅从观察一个人的体态就可以推测出他内心的许多感受。例如，当你看到一个弯腰驼背、蜷缩着身体的人，你会想："他是不是因为心情不好才垂头丧气？"相反地，当你看到一个抬头挺胸、步履轻盈的人，你可能会想，他是不是要用脸上的笑容征服世界？

　　任何人都可以因为良好的体态而显得更加年轻和自信。这些效果不仅为了满足我们对外表的虚荣心，更可能是让我们活得更长寿、健康和愉快的秘密武器。

我们都知道，不良的体态将导致颈部和背部的各种问题，往往是因为核心肌群力量不足（尤其是背部问题，各个年龄层的腰酸背痛大多因为核心肌群力量不足）。另外，不良的体态也会导致头痛、颞颌关节问题、关节炎、循环不良、肌肉疼痛、呼吸困难、消化不良、便秘、关节僵硬、疲劳、神经系统问题和全身生理机能下降等。

觉得眼花缭乱了吗？然而，体态不好对健康的威胁还不仅于此。研究显示，脊柱后凸（hyperkyphosis）的人（俗称驼背，即拱背且头部和肩部一直呈现前倾的体态）出现肺部问题的概率是正常体态者的 2 倍，得动脉粥样硬化（因斑块在血管堆积而造成血管狭窄硬化）的可能性则是正常体态者的 2.4 倍。不仅如此，这些人的整体死亡率也比正常人高出 1.44 倍，就算是只有轻度脊柱后凸者也不例外。

请永远记得，体态和情感表达也息息相关，因为我们脸部的表情往往受到身体姿势的牵动，让我们不自觉地反映出内心的情绪。例如，当我们抬头挺胸地站着时，会散发出一股自信，这有助于我们建立自信心并乐观看待未来。

不过，想要拥有良好体态，首先要有强健的核心肌群。你大可不必练到六块腹肌这么夸张，但至少要尽量做锻炼这个肌群的运动。

附：

步骤一 步骤二

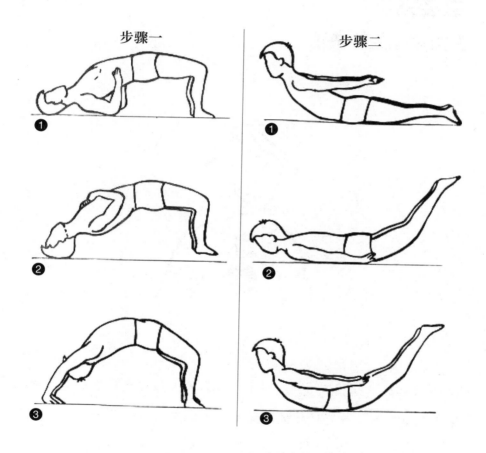

核心肌群锻炼示意

微笑让你更加快乐

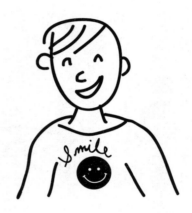

俗话说"一笑解千愁",事实上,微笑也确实能提振心情。不管在什么情况下,微笑时会触发身体释放脑内啡(endorphin)和血清素(serotonin),能让大脑快乐并缓解痛苦。

此外,比起愁眉苦脸,笑脸迎人还比较不费力,因为皱眉要运用到 43 条肌肉,微笑却只要 17 条。

当然,放声大笑也是个不错的选择。

长寿法则 30

在不同的年龄段，尝试追求不同的爱好

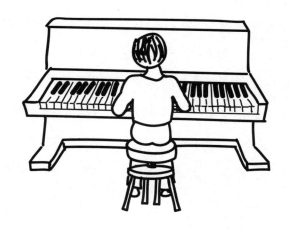

　　大学时期，我热爱划船。最近这 20 多年来，我则爱上了网球、骑马和瑜伽。我喜欢自己随着年龄而改变的爱好，因为我的体能在这几十年间也发生了不少变化，这样的转变能让我在不伤身的前提下，继续保有对运动的热情。

　　今天我的许多爱好都围绕着孩子打转，未来随着他们的成长，我所追求的爱好当然也会有所不同。不过我想说的是，每个人都要发展自身的爱好，从而在许多方面获得满足。

对我而言，我的运动爱好不仅满足了身体的活动量，更让我能从中与他人联络感情。如果你年轻时喜欢长跑，到了中年，你大概会发现自己的体能状态很难再维持这样的爱好，进而去做其他能大大降低膝盖和关节负担的运动。

你当然可以改变爱好，重点是，请永远不要放弃追求所爱事物的念头。当你无法继续保持以往的爱好时，就再为自己寻觅一个新的爱好，或是去尝试其他类型的活动，例如乐器、烹饪和园艺等，开发出可能燃起你热情、为你带来成就感的爱好。

只要这项活动不会让你一下就失去热情或是不切实际，都可以放手一试。比方说，你可以去家附近的普拉提教室上课，或是参加小区办的舞蹈班，但是千万不要在 70 岁高龄的时候才想成为跳伞运动员。

长寿法则 31

以积极乐观的态度看待疾病

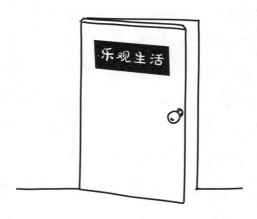

　　我坚信希望和乐观是生活中最强大的力量。就跟人生中面对的许多事情一样，我们的想法往往决定了自己对事物感受的好与坏。这个道理更适用于健康。生理和心理之间有紧密的联结，我们是否能拥有健康的身体，绝对和心理因素有关。所以如果我们相信自己可以变得更健康，你猜，这股信念会带来怎样的结果？答案是，我们真的会如愿以偿。

有一些研究为这个观念展开了一系列实验，并发现了引人注目的结果。研究人员招募了一群确实有健康问题的人，将这群人分为两组，一组给予真正的治疗药物；另一组则让他们在不知情的情况下，服用取代真正药物的安慰剂（不具有治疗效果）。

但最后研究人员发现，服用安慰剂者的病情竟也获得了同等改善。在这些实验中，安慰剂产生的效果即是受到正向信念的影响。正向信念能使人强健，当然负向信念也可能使人萎靡，接下来我们就来看看负面信念对健康造成的冲击。

1974 年，山姆·隆德（Sam Londe）被诊断为食道癌患者。在当时，得癌症就跟被判了死刑一样，所以就算他在做了几周的治疗后病故，也没有人感到意外。然而，令医学界震惊的是，他们解剖山姆的遗体时，发现他根本没有得食道癌！那么他怎么会如此快速地死去呢？会不会是他"以为"自己被晚期癌症缠身所致？

尽管这则带有传说色彩的记载是否属实仍有待商榷，但是有不少类似的历史逸事皆清楚地诠释了信念的力量。我就从患者的身上注意到相当大的不同：想法积极乐观的人，他们的预后效果往往都会比那些想法负面消沉的人好。

因此，假如你老认为自己诸事不顺，百病缠身来日无多，你很可能就会一语成谶。相反地，如果你相信自己可以战胜乖舛的命运，长命百岁，你也很可能心想事成。

有很多方法可以提升积极乐观的态度。比如参加公益活动，可以帮助你在面临苦难时，将阻力化为动力，使自己更上一层楼。同时，参与这类团体活动还有助于你与其他人产生联系，让身心更富足，从而获得全面的治愈。

长寿法则 32

踏出舒适圈并勇于尝试新事物

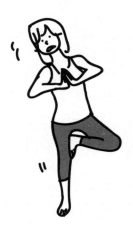

人生总有可以进步的空间。我不是要你强迫自己做讨厌或是完全不感兴趣的事情，但假如你愿意踏出原本的舒适圈，那将会有意想不到的收获。做一些原本不擅长的事，能锻炼身体和大脑的运作模式，使它们更加健康。

我们都习惯从事自己熟悉、擅长的活动，但新的挑战可以让我们的身心更加灵活和敏锐。当努力从事自己不常做的活动时，能有效地使自己多动脑筋，强迫我们的身体适应各种不同的情况。

不太会游泳吗？跳进泳池里就对了，如果今天你能游几圈，明天你的成绩一定会更好。你会发现，游泳活化了你的身体，锻炼了身上需要活动的肌肉。从来没有做过一大桌菜吗？去报名烹饪课，让它启发你大脑中富含创造力的处女地。没办法摸到你的脚趾头或是单脚平衡吗？多花点心思在伸展肢体上（请见长寿法则第 44 条），并好好训练你的平衡感。柔软的身段和良好的平衡感可以让你在年老时活动自如。

总而言之，挑战自己不擅长的活动，不但可以改善体能上的弱点，还有机会培养出从未想过的兴趣爱好。

长寿法则 33

如何爱护自己的双眼和耳朵

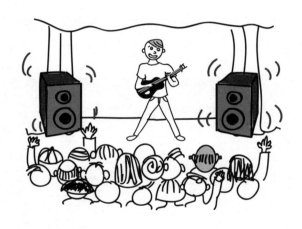

大多数身强体健的人，都会将身上的一切知觉视为理所当然，很少有人了解"五觉"——听觉、触觉、味觉、嗅觉和视觉对生活质量的影响有多大。在这"五觉"当中，至少有一两种感觉让我们从中获得特别丰盈的乐趣和利益。

举例来说，外科医生必须仰赖视觉和触觉执行手术；厨师必须依靠味觉和嗅觉烹饪获奖无数的佳肴；作曲家则需要靠双耳倾听音符，并用双手感受自己演奏的乐器。虽然这些感官会随着时间推移而日渐衰退，但只要悉心照料，并时时和医生讨论它们的状况，你的这些感觉可能就不会丧失。这一点认知对你的眼睛和耳朵来说特别重要，因为视觉和听觉是最直接影响生活质量的两种感官。

尽管我们无法挽回年少时对耳朵和眼睛造成的伤害，比如说参加乐声震天的摇滚演唱会，或是参加户外活动时没有戴上太阳眼镜，但是我们可以从现在开始好好保护它们。

你用耳机听音乐的时候，是否有注意音量的大小？你在享受阳光的同时，是否有为双眼做些防护？只要尽可能让自己保持在耳聪目明的状态，就可以晚一点因为听力和视力的毛病求医。

不可忽视牙齿和双脚的保健

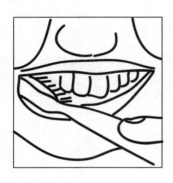 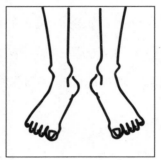

好几年前，有一些研究人员声称牙周病可能导致心脏病。虽然两者听起来可能关系不大，但科学家认为，心脏会因血液中发炎反应产生的物质而受损，而慢性牙周病正是一种会不断产生发炎反应的疾病。所以你最好每天至少刷一次牙，这不仅是基本的良好卫生习惯，也能保持牙齿和牙龈的健康（并减少身体整体的发炎反应）。

由于在过去，并没有严谨的科学告诉老一辈的人及早保养牙齿和双脚健康的重要性，因此他们年轻时对它们大多疏于照顾，也造成了他们晚年的无限遗憾。这件事可以从许多调查和长时间看护老人的看护者口中得到印证，如果不注意牙齿和双脚的保健，最后就会导致痛苦的后果；不良的口腔卫生不仅会造成讨人厌的蛀牙，更可能让你完全失去牙齿。

不关注脚底健康，则可能使它们深受拇趾囊肿（bunion）、鸡眼（corn）、疣（wart）和其他脚部疾病的折磨，让你寸步难行。更重要的是，脚部有数千个感官接收器，能实质地帮助你了解双脚的感受。这些接收器中，还有不少跟平衡感和行走能力有关。

此外，光是双脚骨头的数量就大约占了全身上下骨头的四分之一，由此可知它们的构造有多么精细。我们也不该忘了，牙齿和双脚是我们和世界产生联结的重要帮手：牙齿使我们得以获取养分，双脚则带领我们走过人生的道路。

所以不要忘了照顾它们，每年至少检查一次牙齿；假如你容易有口腔问题，请半年就做一次检查（让牙科医生及早告诉你问题所在，使你的牙齿保持健康状态）。向医生请教刷牙、使用牙线的正确方式，并了解哪一款牙膏和牙刷最适合你（舌头的健康和卫生也必须兼顾，它是全身唯一一条只有一端附着在身体上的肌肉）。必要的时候，也可以花点小钱买支电动牙刷，它们能让你不必因为口腔问题而常去牙科诊所花钱受罪。

至于你的双脚，最好每隔一段时间就好好按摩一下。平时就要注意它们的外观是否出现奇怪的变化，例如组织不正常的增生或是变色，一旦发现，就要尽快治疗。当然，你还要买一双耐走又舒适的好鞋！相信我，只要你照我说的话去做，不久之后，你的牙齿和双脚就会用实际行动感谢你的用心照料。

长寿法则 35

学会心肺复苏术以备不时之需

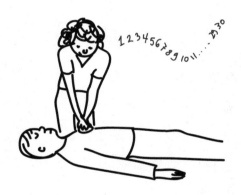

　　我不会在这里教你心肺复苏（cardiopulmonary resuscitation, CPR）这套救生技能，但请学会它。美国心脏协会和许多社区中心都有开设这门课程，全年都有不少梯次的学习可供选择。报名参加后，即可在结业时获得认证。

　　最棒的是，现在大部分课程还会教你如何使用心脏除颤器处理窒息状况，以及怎么让停止呼吸的婴儿恢复呼吸等高超技能（通常每周只需花费你两三个小时的时间），而且内容都非常简单易学，不需要花费太多力气去理解记忆，考试相对轻松。

附：

心肺复苏术操作流程

1. 当发现有人倒地时，立即走过去确认周边环境安全，判断此人是否有意识。拍双肩，在耳边呼唤，如："您怎么了？能听到我说话吗？"如无应答，立即向周围的人求救，或亲自拨打急救电话，要保持冷静。

2. 判断患者有无心跳，呼吸是否停止。把右手食指、中指放在颈部两侧触摸，判断有没有颈动脉搏动（如下图所示）；把脸颊贴近患者口鼻处，感受有无呼气气流，同时眼睛看向胸部，判断有无胸廓上下起伏，如果既没有动脉搏动也没有呼气气流和胸廓起伏，则可判定心跳呼吸停止（须在 5 ~ 10 秒内迅速判断）。

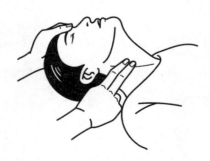

3. 立即进行胸外按压（保证患者平躺在地面或硬板床上）。按压位置为胸骨中下 1/3 段，相当于男性两侧乳头连线的中点（如下图所示）。

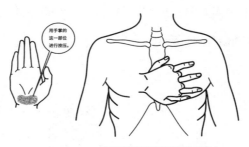

交叉的手指不要按在患者胸上

　　双手掌重叠，十指相扣，双臂绷直，利用髋关节为支点，以双肩、臂的力量平稳且规律地垂直下压（双胳膊肘不能弯曲），保证胸骨下压≥5厘米并可以充分回弹，按压频率≥100次／分钟（按压过程中双手掌不离开胸骨，如下图所示）。

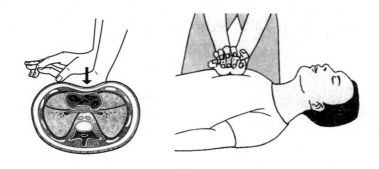

　　4.按压30次后，口对口人工呼吸2次。先清理患者口腔内的异物，然后左手掌下压额头的同时左手拇指、食指捏住鼻子，右手指抬高下颌部（这一动作是为了使患者的呼吸道通畅），深吸气后用你

的嘴巴完全包住患者的嘴巴然后吹气，理想的效果为吹气后患者的胸廓会有起伏（如下图所示）。

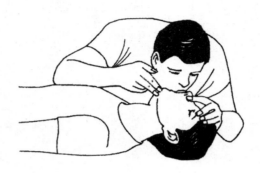

5. 如此循环往复，做 5 个循环（1 个循环包括 30 次胸外按压和 2 次人工呼吸）后，再次触摸颈动脉，观察患者有无呼吸。如果没有颈动脉搏动和呼吸，则需要继续心肺复苏。

长寿法则 36

准备紧急救命包预防意外发生

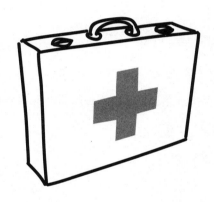

　　不论在何地，灾难都可能出其不意地猛然发生。从龙卷风、飓风和暴风雪、地震、海啸这类狂暴天灾，到核污染和"9·11"恐怖袭击这类可怕人祸，这些令人措手不及的突发灾害都可以通过事前的准备获得一定程度的缓冲，并因此得以幸存，可迅速地恢复往日风采。和家人详细讨论当灾难发生时，你们该在哪里会合，又该如何联系彼此（切记，届时你的手机可能会因为坏掉或无处充电而毫无用武之地）。

只要到 Ready.gov 这类网站就可以找到许多如何针对紧急状况做准备的方法，制作紧急救命包也是其中一项。下面是我根据美国联邦紧急事务管理局（federal emergency management agency，FEMA）的建议列出要整理的一些必需品：

（1）至少三天分量的用水，每人每天一加仑（约 3.8 升），作为饮水和漱洗之用。

（2）至少三天分量的干粮。

（3）电池式或手摇式的收音机，锁定在美国国家海洋和大气管理局（national oceanic and atmospheric administration，NOAA）的天气广播频道，以及备用电池。

（4）手电筒和备用电池。

（5）急救箱。

（6）呼救用的哨子。

（7）过滤受污染的空气用的防尘面罩。

（8）搭建临时遮蔽用的塑料布和强力防水胶带。

（9）个人卫生用的潮湿小毛巾、垃圾袋和塑料束带。

（10）关闭某些设备用的扳手或钳子。

（11）手动开罐器。

（12）当地地图。

（13）手机及其充电器、变压器或太阳能充电器。

以上数据整理自美国联邦紧急事务管理局的列表，详情请参照www .fema.gov。

至于其他东西，例如以下项目，则可依个人情况做调整：

（1）1周分量的处方药。

（2）眼镜或隐形眼镜。

（3）婴儿配方奶粉和尿布。

（4）宠物的饲料和饮水。

（5）现金或旅行支票和零钱。

（6）重要的家庭文件，如保单、身份证、银行储蓄本、银行卡，并将其装在防水、便于携带的容器里。

（7）睡袋或毛毯，一人一份（如果你住在寒带地区，请考虑多准备些保暖的床上用品）。

（8）整套衣服，包括长袖上衣、长裤和坚固的鞋子（如果你住在寒带地区，请考虑多准备些保暖的衣物）。

（9）家用含氯漂白剂和药用滴管。将漂白剂以9∶1的比例稀释后，可作为消毒剂使用。

（10）灭火器。

（11）火柴（装在防水容器中）。

（12）女性用品和个人卫生用品。

（13）野炊锅具、纸杯、盘子、纸巾和塑料餐具。

（14）纸、笔。

（15）书、游戏、拼图，或其他让孩子转移注意力的玩具。

最后，请记得把全部紧急救命物资存放在防水容器中，并放置在容易取得的地方，以备不时之需。

如果你想了解更多有关紧急逃生的问题，可以去看看乔舒亚·派文（Joshua Piven）的著作《险恶环境下的生存守则》（*The Worst-Case Scenario Survival Handbook*），它应该可以回答你所有相关疑问。

长寿法则 37

常吃冷水鱼吸收优质蛋白质

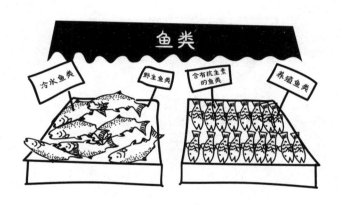

　　冷水鱼类有三文鱼、沙丁鱼、金枪鱼、鳟鱼、凤尾鱼、鲱鱼、大比目鱼、鳕鱼、黑鳕鱼、鲭鱼和鬼头刀鱼。它们不但是优质的蛋白质来源，更富含有益健康的脂肪及天然的维生素和矿物质。

　　请每周至少吃三次冷水鱼。此外，请尽可能只买野生鱼类。

食用不同颜色的蔬果预防慢性病

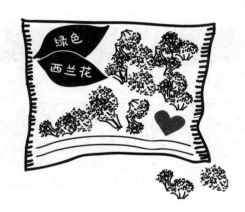

　　已有极具说服力的证据显示，每天吃至少 5 份水果和蔬菜有助于预防慢性疾病，更能够降低患肥胖症的风险。但大多数人每天的蔬果摄取量少于 2 杯*，远低于建议摄取量的 4 ～ 6 杯。

　　为什么多摄取蔬果有益于健康呢？你可以这么想：你摄取的食

---

*　杯：是一个在欧美国家很常见的非正式计量单位，容量大约为 200 毫升。

物中，当水果和蔬菜的比例越高时，相对来讲，你吃进不营养、有害健康食物的概率就会减小。所以请多多摄取蔬果，并以叶菜类和富含纤维素的蔬果为首选，含糖量高的水果则必须适量摄取。多方摄取各种颜色的蔬果，因为不同颜色的蔬果含有不同种类的天然营养素。

胡萝卜的橙、西蓝花的绿和彩椒的黄或红等，都对健康有独特的帮助，因此在你的饮食中，要尽可能摄取五彩缤纷的天然蔬果，以便吃进最多的营养素。

除此之外，挑选蔬果时，你还必须考虑到，有时某些急速冷冻蔬果的营养素含量或许还比新鲜蔬果更丰富（请见长寿法则第5条）。

长寿法则 39

向孩子传递正确的健康观念

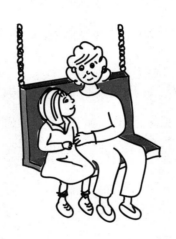

　　年轻时，你必然觉得青春无敌，不太会注意有关养生保健的事情。不过，你要知道，一个人年少时种的因，将会决定日后收的果，健康也不例外。

　　因此，身为成年人，眼前最重要的即是尽力传达和教育下一代人正确的健康观念。想让他们听进我们的建议，找到能让他们产生共鸣的词汇和表达方式是关键。花点儿心思理出一套和年轻人沟通的方法，使他们能够充分理解你话语中的智慧和寓意。

　　我教过一门有关抗氧化剂的课程，听众都是没有相关背景的普通民众。当时有位听众建议我，可以用不同颜色的色块代表体内不同种类的自由基。当时我对他的建议有些嗤之以鼻，不过后来我还是辅以色彩呈现这方面的内容，结果发现，视觉效果确实能让听者更容易了解我要表达的意思，尤其是年轻人。

　　有一段时间，我一直很苦恼要怎么让孩子了解，巧克力牛奶并不是足以取代牛奶的饮料。最后多亏明星主厨杰米·奥利弗（Jamie Oliver）恰好拍摄了这个主题的影片，我便将这部影片播放给他们看。看完影片后，他们终于明白过去我要传达的意思，并听从了我的建议。该影片中，杰米具体呈现出洛杉矶联合学区（Los Angeles unified school district）在一个星期里喝掉的调味乳中，究竟额外添加了多少糖。结果显示，喝掉的这些糖如同白沙般，把一辆鲜黄色、如公交车大小的校车内部填得密密实实，不留一丁点儿空隙，画面令人震撼。

　　有些家长发现，跟孩子讨论有关性行为的话题，可能比讨论厌食症这类与饮食和体重相关的问题容易。但是，不管你相信与否，只要越早和孩子建立起开放的沟通模式，孩子就会越早提出各式各样的问题，甚至征询你的建议。记住，年轻人不会因为你比他虚长几岁，就愿意全盘接受你经过岁月沉淀的经验之谈，除非你能让他们理解其中的含义，以及这些事实对他们会有怎么样的影响。

　　接着，他们自然而然就会想知道，为什么这件事与自己切身相关。以我的孩子为例，当他们知道自己会从调味乳中摄取多少糖分时（感谢奥利弗先生拍摄的影片），马上便想知道这些糖分会对他们产生什么样的影响。于是我便顺水推舟地说明饮食习惯对他们日常表现的影响，比如课业学习和运动体能方面。

　　我告诉他们，若想思路清晰、考试取得好成绩，并且为他们的球队赢得重要的比赛，就必须特别留意吃进的食物类型，因为健康的饮食才能滋养大脑和身体。老实说，要让孩子把你的话听进耳里并不容易，可是如果你可以把想传达的事情与他们眼前的目标和抱负联系起来，或许他们就会比较容易接纳你的意见。

长寿法则 40

让"强迫症"维持你的健康习惯

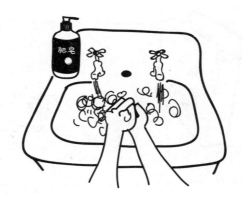

　　这里我说的"强迫症",并不是那种规定药物必须按照字母顺序摆放,或戴着白手套才能开车的严重强迫症,而是轻微的却足以让你保持规律作息的强迫行为。

　　些许的强迫症可以帮助你保持健康,因为它可以维持你某些规律的健康习惯。例如,轻微的强迫症会让你记得常常洗手,尤其是在接触洗手间或是生鸡肉这类高病菌的事物后;有规律的作息更会让你保持生活环境整洁,神清气爽地过日子。

长寿法则 41

让早餐启动全身的代谢

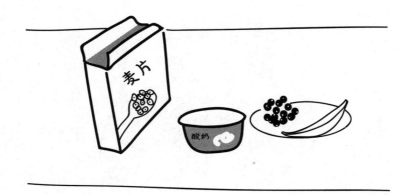

　　"绝对要吃早餐"这句话虽然是老生常谈，却蕴含着亘古不变的真理。因为身体在整夜禁食后，需要一份丰盛的早餐启动全身代谢。

　　我们都知道，吃早餐的人通常比较健康，也很少有体重方面的问题。相对地，平时没有吃早餐习惯的人，则常有体重过重的健康问题。不过，一旦开始规律地吃早餐，他们的体重便会陆续减轻！所以想要靠不吃早餐减肥是最糟糕的习惯，恐怕减肥不成，还会让你变得更胖。

一早就摄取充分的热量，不但可以防止你在没吃早餐、饿过头的情况下，吃进过量的午餐、晚餐，更可提高新陈代谢率，燃烧更多热量，获得身体需要的更多营养。除此之外，吃早餐还能提振大脑的运转效率，让你一整天都拥有满满的工作活力和创造力。

假如你起床后一直都没进食，身体就会开始分泌压力激素，破坏原本新陈代谢的规律，使你的健康每况愈下。皮质醇就是压力激素之一，过多的皮质醇会促使身体囤积脂肪及其他无益于健康的物质。

长寿法则 42

用"微笑"处方改善身心健康

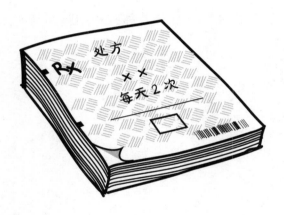

　　每次有人请我开一些药物，让他心里比较舒服时，我常常会开玩笑说："早晚服用一帖 17[*] 毫克的笑方，就可以药到病除了。"当我对患者说这一句话时，就表示没有任何药物或治疗方法能改变他的现状。

---

[*]　17：这个数字可能是作者暗指第 29 条提到的——"微笑要用到 17 条肌肉"。

你或许听过有人因为注射了维生素 B_{12} 或其他维生素，而奇迹般地改善了健康状态。不过事实上，一个人的健康状况之所以会改善，绝不是单靠补足某样缺乏的物质，心理状态也是很重要的一环。

因此，在拥有健康身体的情况下，你还需要尽可能保持积极向上的生活态度，才有机会让自己活得既长寿又充实。

长寿法则 43

治疗疾病时也要注意其他方面的身体状况

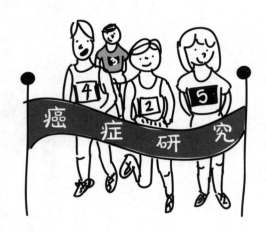

　　就算出现需要治疗的疾病，或被诊断出得了什么疾病，也绝对不要放弃你原先预防疾病的健康守则。请把这份诊断当作一个提醒，好好利用这个机会关心自己的身体状态，并进一步拟定更详尽的长远健康战略。

　　比如有心脏病的人，不可以一周 5 天都吃红肉（猪肉、牛肉、羊肉）和不运动。不过即使你特别为心脏方面做出努力，也不表示你就能在其他方面松懈。因为疾病无所不在，稍有疏忽就很可能让它们有机可乘，在你身上兴风作浪。

像我这样的癌症专科医生都知道，大多数癌症患者最终并非死于癌症，最后击倒他们的，往往是其他疾病。因为一旦得知罹患癌症后，他们大部分都会极度专注在自己得癌症的这个事实上，而疏于维持原本良好的生活习惯。

以患有乳腺癌的妇女为例，她们死于心脏病的概率反而比癌症更大。所以，当你在管理或对抗某种特定疾病时，千万别忘了持续平日的基本保健行为。

长寿法则 44

伸展身体维持基本的灵活度

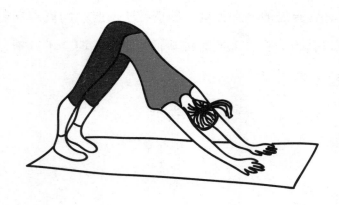

　　你不必达到跟奥运会体操选手一样的柔软度，而只需尽可能在日常生活中做些伸展运动以活动筋骨。这些伸展运动可以帮你维持身体的基本灵活度，让你轻松自如地从事日常活动，例如上下车、烹饪、拿取物品等。

　　除此之外，伸展运动还能帮助你增进其他两个重要技能：协调力和平衡力。美国疾病控制与预防中心（U.S. centers for disease control and prevention，CDC）的数据显示，年龄超过 65 岁的美国人中，平均每 3 个人就有 1 个人在一年中发生跌倒的意外；年龄在 65 ～ 84 岁的老年人中，更有 87% 的骨折案例因为跌倒造成，同时，跌倒也是造成老年人脑部和脊髓损伤的第二个主要原因。

　　因此，除了一般的体能活动，也花些时间做点儿伸展运动吧！你的关节和内心潜藏的瑜伽情结会喜爱这类运动的。

为自己拟定长远的健康计划

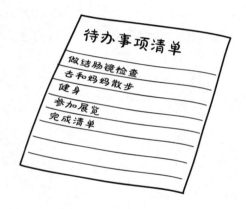

清单不仅可以让你有效率地购物，将它应用在其他方面时，也能够提升做事的效率。它们就像是一张记分卡，能辅助我们追踪自我的执行力，让我们清楚知道自己想要完成的事项有哪些，为自己的目标负责。

所以除了拟订你的 1 年、5 年、10 年和 20 年计划外，你还必须列出一份近期的待办事项列表，内容涵盖你为了达成长期目标而当前所需要应对的小目标和细致策略。你可以从自身的各种主要目标中，各自建立多张待办事项列表，不用强迫自己把所有待办事项都挤在同一份清单里。

以日、周和年三种时间等级，养成列出各阶段待办事项的习惯。在每天待办事项列表里，你可以详细罗列当天必做事项的先后顺序、每件事要耗费的时间、中间休息的时间，以及你睡觉的时间。

在每周待办事项列表里，你可以列出本周想煮的菜单、想邀请的朋友，以及你想尝试的新爱好或不同的健身计划。

最后，年度清单一定要提醒自己进行年度健康检查、及早筛选出可能的疾病，并定期打疫苗。

假如你愿意，你也可以与家人分享你的清单大纲，因为有了其他人的监督，更能让你努力不懈地一步步达成各项目标。

长寿法则 46

寻求协助才能克服更多困难

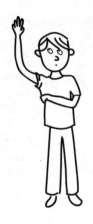

　　寻求协助需要很大的勇气。人类是一种自主性相当高的生物，特别是美国人更倾向独立行动。大部分美国人都喜欢自己解决问题并固执己见，好像如此才能彰显自己是一个有能力的人。

　　只是，有时我们无法独立克服困难，这并不代表能力不足，而是面对的挑战太大了。"知己知彼，百战百胜"，了解自己的短处并正视它们，适时地寻求协助，才能以最好的方式处理眼前的问题。

　　需要旁人协助的问题可能是：了解当身患糖尿病时该如何调整自己的生活、找出失眠的症结、设计一套符合自己需求的饮食和运动方案，或是找到一位能改善心理问题、提升你生活质量的治疗师。

　　不要以为你总能够一个人战胜一切，没有人是万能的。即使现代网络这么发达，我们也不可能通晓一切。古人说"术业有专攻"，所以虚心接受他人充满智慧的生活经验，可以让你受益良多。不论专家或是朋友，他们都能够用自身的专业知识和经验帮助你渡过眼前的难关。

在养育孩子的过程中提升健康状况

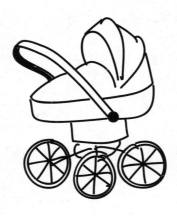

　　这条法则并非人人适用，但我还是要告诉你，为什么养儿育女有助于你活得更长久：因为比起没有孩子的人，有孩子的人通常会活得比较久。

　　乍看之下，这项理论似乎有违常理，毕竟养孩子的过程会带来很多额外的压力。不过，让有家庭压力者活得比没有家庭压力者久的部分原因，或许是因为前者普遍会更加注意自己的健康，并尽量避免从事各种增加死亡概率的高风险活动。

不仅如此，养育孩子的过程中，也会迫使我们不断保持生理上的活动量和心理上的挑战，这两者对健康都有正面帮助。

长寿法则 48

遵守医嘱才能有效保持健康状态

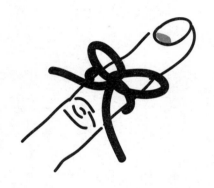

　　一个人能否成功预防、管理和治疗病症或疾病，取决于他是否能够遵照医嘱，依照处方上的指示，定时服用正确剂量的药物。

　　不遵守医嘱是当今医疗保健体制中的一大问题，哈里斯民意调查（harris interactive）在 2005 年发表的报告中就指出，医生开出的所有药物中，大约有一半的病人没有持续服药，或是没有遵照处方的指示用药。其中又以高血压病或高胆固醇之类的患者最多，因为这些疾病从外表看不出什么症状，所以患者常常会依自己的感觉私自中断服药。

　　然而，从长远的角度来看，不服用这些药物可能会导致严重的后果。因此千万记住，不管你的感觉怎样，请谨守你的医嘱用药，把这些药当成是你活下去的必需品般定期服用。倘若你没有按照医嘱用药，也请跟医生说实话。

长寿法则 49

借养狗保持适当的活动量

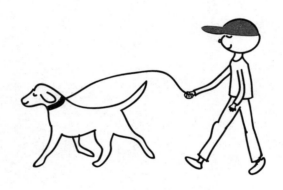

很久以前就有"养狗有益于身心健康"一说，因为养狗的人往往都笑口常开又正面乐观。养狗不仅让你有一个可爱的生活伙伴，为了照料它，你相对会拥有比其他人更规律的作息，因为你必须定时喂它吃饭、带它出去散步和让它休息。

换句话说，除了满足狗狗规律的生理需求，你也会被促使向健康的生活状态迈进，因为你将因此坚守规律的作息习惯。另外，即

使你的狗不是活泼好动的猎犬，每天带它们出门散步也可强迫你做
适度的活动。狗狗一到时间就必须进行大小便的生理时钟，还能让
你不得不放下手边的工作，活络一下筋骨。

长寿法则 50

拟定医疗预嘱的必要性

　　尽管人人都对临终医疗和维持生命医疗决定的话题唯恐避之不及，这却是每个人都可能面对的情况。假如可以预先拟定自己对这类医疗的意愿和想法，当紧急状况发生时，就可以大大减少家属或医疗人员进行决策时的心理负担。

　　在没有事先准备的情况下，我想没有人能够在初次见到医生时就自如地应对这些从未碰过的复杂医疗问题。更何况，在紧急情况下，很有可能你已经失去自主能力，必须由你的家属为你决定后续的医疗方向。

在这种情况下，由于你无法自行表述医疗的方式，医生只好征求你亲人的意见，询问他们诸如"你们是否想尽一切所能地让患者活下去？即使他可能余生都得靠电子仪器维持生命""你们对患者急救最后的底线设在哪里？谁又能代表患者做出这项决定并负责"等。

虽然人人都希望家人可以帮自己做出符合我们想法的医疗决定，但是除非我们提前为这种情况做好准备，清楚交代这方面的事宜（像事先在法律文件中阐明，碰到这类状况的医疗意愿，或设定相关医疗代理人），否则恐怕仍会导致家属之间的纷争。因此，保险起见，我们都必须亲自拟定一套不容置喙的医疗预嘱，避免不同意见的发生。

目前有许多工具都可以引导你做出适当的医疗预嘱，使你在面临最坏的情况下，也能清楚表达自身的意愿。如果你毫无头绪，旧金山 VA 医疗中心（San Francisco VA medical center）和加州大学（university of California）共同设计、架设的网站 prepareforyourcare. org，或许是一个不错的选择。

长寿法则 51

了解基本的医学词汇，掌握健康信息

你能用一两句话清楚地说明什么是发炎反应吗？你知道癌症的标准定义是什么吗？你对心脏病的认识有多少？你知道心脏病发作前有哪些征兆吗？你能区分维生素和药物之间的差异吗？或者，说得更广泛一点，你能区分补充剂和药物之间的差异吗？

医学词汇是每一个人都应当了解的重要名词，因为你天天都能在大众媒体上发现它们的踪影。广泛阅读这些知识，这样在报纸、杂志中看到相关的健康标题时，你就可以了解文章中提供的信息，并获悉有哪些新的研究可能对你的健康有帮助。

　　这就跟买车的道理一样：想买一辆合适的好车，你就必然要了解车子的发动机和耗油量，如此才可以根据自身的需求决定该买哪一辆车。在医疗保健方面也同样如此，只有越熟悉这些基本的医学词汇，你才越有能力为自己的健康做出更好的决定。

长寿法则 52

写下自己对健康的定义

你觉得什么样的状态算健康？在 6 分钟内跑 1.6 公里的路，身材跟杂志封面上的模特儿一样修长，成功控制糖尿病的病情还是没得家族病并且活到 100 岁？每一个人对健康的定义都不太一样，找出专属你的健康标准，并从中确定适合自己的养生攻略，让你可以依循那份守则实现心目中的健康面貌。

不过在定义你所认为的健康时，必须具体地列出一套可供参考的数据或标准。例如，体重就是一个可作为指标的数据；按时在晚上 7 点吃晚餐、9 点半上床睡觉，才能使你的身体在第二天活力充沛，这也是一项有助于你迈向健康的具体标准。

从更广泛的角度来看，你列出的这些指标其实就是由一连串生活习惯组成的，而你生活的方式当然也决定你的健康状况会提高还是每况愈下。

截至目前，我已经告诉你很多增进和评估健康的方法，接下来就让我们好好谈谈应该避免做哪些有害健康的事情吧！

PART 2

一

生活中应该避开的
健康杀手

坊间琳琅满目的排毒疗程可信吗？哪些
行为容易造成身体的发炎反应？蔬果汁真的
比较健康吗？这章将帮助你了解该怎么从五
花八门的医疗信息中，分辨出正确且实用的
信息。

长寿法则 53

避免摄入有害健康的食品添加剂

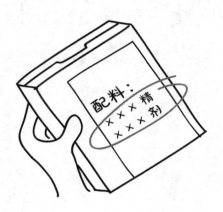

大家都知道反式脂肪、高果糖玉米糖浆、防腐剂、食用色素、调味料、添加剂、味精、调质剂（texturizer）、人造甜味剂、水解蛋白质、氨、浓缩果汁、钠类固醇和脂类等五花八门的食品添加剂，这些除了可以满足口腹之欲外，对健康几乎没有任何帮助，甚至还有害。

就连世界知名、持有注册商标的许多食品大厂，它们生产出的食品也对健康没什么益处，如汉堡王的华堡、优诺的酸奶、Cheez-It 的芝士苏打饼干、可口可乐的饮料、Cinnabon 的肉桂卷和 Lucky Charm 的玉米片等。

请记住长寿法则第 5 条："吃'真'食物。"因此，请不要常吃上述食品，尽量多吃看得见原形的食物。真正的食物不需要标注什么成分列表或是健康标示，也无法保存太久，因为一旦被采收或宰杀，在自然条件下，必定会逐渐腐坏。

但是为什么最近也有人将麸质、大豆蛋白和转基因生物（genetically modified organisms，GMO）等食物冠上恶名呢？

确实有许多人对含有这些物质的食物没有耐受性或过敏，所以当然应该要避开这些刺激他们消化系统或是引起他们过敏反应的成分。大量摄取大豆蛋白则会破坏体内荷尔蒙系统的平衡，所以请适量摄取含有大豆蛋白的加工食品（不过根据研究记录指出，亚洲独特的大豆发酵食品并不会造成和西方食品中无发酵大豆蛋白相同的负面效果）。

不过如果你吃的食物都以"真"食物为主，就无须太担心这些禁忌成分，因为你不太可能从天然的食物中吃进足以伤害健康的成分。请记住，即便是标示着"无麸质"的食物，通常也都属于加工食品的一员，而非真正的食物。

转基因作物又有什么问题呢？放心，含有转基因作物的食品不会要了你的命。转基因玉米并不会导致癌症，反倒是你胡思乱想产生的压力可能提高你患癌的风险。

在此顺便告诉你与转基因作物有关的一则花絮：有许多反对转基因作物的运动，本来都是由英国环保主义学家马克·莱纳斯（Mark Lynas）发起的，可是2013年1月，莱纳斯完全改变立场，变成一个坚定的转基因作物拥护者。为什么会出现这样的转变呢？他说："答案很简单，因为我在科学探索中发现，这样的作物可能对环境更友善。" *

说到科学，请小心任何宣称能够治百病或排毒之类的怪异饮食（请见长寿法则54）。这些坊间流传的饮食，绝大多数没有任何科学依据，纯粹只是为了牟利。他们会引述大量不实的科学资料和谬论，向你推销他们的饮食方案和产品。在某种程度上，如果他们教导你正确的饮食观念，让你吃质量比较好的食物，并了解分量和营养的比例，这样的饮食的确对你有益。

然而，说白一点，市面上的饮食大多是些混淆视听、有违常理的不健康食物。我相信能分辨出苹果和苹果馅饼不同之处的你，一定也能轻易分辨出夹着加工奶酪片的无麸质大豆汉堡和搭配着波特贝勒菇（portobello mushroom）的沙朗汉堡之间的巨大差异，因为只有后者才能让你看到食物的原形。

---

* 事实上，转基因食品也可能在无意间破坏生态。

长寿法则 54

避免服用虚假的保健药物

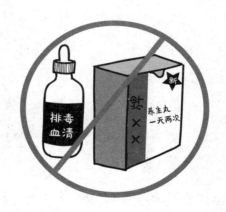

　　身体本来就设有一套专业的排毒系统，肾脏、肝脏、汗腺、肺脏和消化系统都会各司其职地完成这项任务，所以你根本不需要采取激烈的、甚至可能危害生命的方式帮身体解毒，例如服用补充剂和使用主打净化身体的排毒配方，这些产品的功效都只是营销者的信口胡诌。

　　大部分所谓排毒疗程都没有什么专业的研究数据理论，只有过度渲染的夸大疗效，诸如减少或去除身体毒素、清理肠道、净化血液、摆脱肥肉和治疗疾病等。

这些宣传不仅诡异荒诞，实际用在身上时，更可能对身体造成严重伤害。因此，就算你有意尝试这些养生疗法，也请等有医学研究结果显示这些产品确实具有功效时再行动。同时谨记，千万别把自己当小白鼠而擅自把未经医学界广泛认可的疗法应用在自己身上。

我们现在的确生活在一个污染源比较多的世界，不过面对民间论调太过极端的讲述（关于毒素对健康造成的冲击）仍必须仔细查证，不该随便被"牵着鼻子走"。

我应该告诉你，地球上有一个位于美国加州洛马琳达区（Loma Linda）的长寿村，这个拥有大量百岁老人的村落就坐落在乌烟瘴气的洛杉矶后方。没错，体内的毒素确实会随着时间推移而越变越多，这就跟皮肤会出现皱纹和头发会变得花白一样，不可避免。但是除了身体自身的排毒系统外，没有任何外在的方法能完全无害地帮助你移除这些毒素。

世界上也没有什么东西能马上增强免疫力。想增强免疫系统，最好的方法就是吃得好、多活动。同样地，也没有什么食物能被冠上"超级食物"的说法。当然，必定有某些食物含有比较丰富的营养素，但若因为这样就给它们冠上"超级食物"之名，就很容易误导大家的认知，有夸大其功效的嫌疑。

千万不要购买或使用任何号称能让身体"有氧"的产品，实际上，肺脏就会为你做这件事。你也需要特别注意标注"净化"一词的产品，因为人体自有一套机制来处理体内的废物和毒素。我们身上需要使用到清洁用品的，大概就只有皮肤、头发和牙齿这些部位。

长寿法则 55

避免高风险的行为和运动

　　我们应该尽可能让自己不受伤，这不仅是为了我们自己好，也是为了我们的家人好。就算你受到的不是永久性伤害，要从伤害中复原也需要花费一段很长的时间。因此不论在什么情况下，都请你在进行高风险活动前好好思考一下可能造成的影响，以及你是否愿意承担这份后果。

　　你曾经玩过或是喜欢从事具有频繁肢体接触的竞赛运动吗，例如美式足球、冰上曲棍球、足球、橄榄球、水球、摔跤、拳击或篮球等？或者你的孩子喜欢这些运动吗？这些运动不仅很容易让全身出现割伤、瘀伤、骨折、肌肉拉伤，以及肌腱和韧带方面的伤害，更重要的是，这些伤害的反复发生会造成脑部和身体不断处于发炎状态，导致身体产生严重的后遗症。

特别是头部的创伤，即便当下没有引起脑震荡，日后对健康衍生的威胁也不容小觑。有了这层认知，或许我们就比较能理解，为什么美国国家橄榄球联盟（national football league，NFL）的许多球员提早出现心脏病和脑卒中的状况，修女却能长命百岁。另外，研究也显示，头部曾在这类频繁肢体接触运动中受到反复撞击的人，自杀的概率比未受到头部撞击的人大许多。

同理可证，任何高风险的行为也可能减损寿命和影响生活质量。从最明显的吸烟和酒后驾车，到某些比较会让人忽视的事，比如没经过任何训练或经验不足就挑战职业级的滑雪道或马拉松。我想你明白我的意思，这些让人忽视的事，往往就是那些你挑战自我、想要跳出舒适圈的事。

尽管挑战自我是件好事，但是如果没做好充分准备就贸然行动，则无疑是将自己置身在一个极度危险的处境中。不信的话，你可以问问保险公司，假如没有任何相关执照，他们愿不愿意让你投保潜水或是驾驶小飞机的意外险。

长寿法则 56

避免接触机场的全身扫描仪

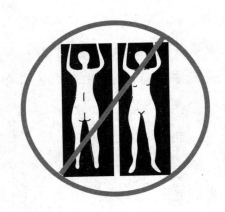

我们真的知道这些机器会对我们造成什么影响吗？过去数十年的岁月中，它们到底有没有对人体造成伤害？20世纪30、40年代，有鞋匠使用一种叫作荧光镜（fluoroscope）的 X 射线仪器拍摄人们的双脚。结果，这些被拍摄者的双脚竟因为过度暴露在辐射下而陆续出现癌变。

所以，除非科学确实证明机场的全身扫描仪是一种绝对安全的安检设施，否则我都会要求安检人员以搜身的方式对我进行安检，不会轻易通过扫描仪的闸门。我想你也应该这么做。

让我们一起努力开发出更好的技术，不再担心受到辐射的伤害。另外，我们可能会看到这些机场扫描仪因各方的争议而花样变新，但你心里要明白，这类技术至今对人体仍并非完全无害。

长寿法则 57

注意防晒，避免晒伤造成发炎

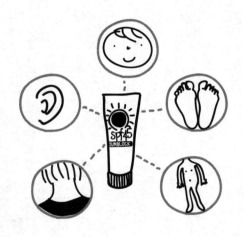

人体皮肤的重量大约是大脑的两倍，它不但是一个巨大的人体器官，更是一道能保护你身体内部结构的屏障。皮肤越白皙的人，越容易出现晒伤的状况。虽然晒伤引发的症状通常过一阵子就会消失，却可能对皮肤造成永久性伤害，甚至为日后埋下严重的健康隐患，如皮肤提早老化和皮肤癌等。

尽管皮肤最外层的表皮细胞每 27 天就会新陈代谢一次，长出新的细胞，但隐藏在皮肤深处的伤害可能在几年后才浮现。由于晒伤也算是发炎反应的一种，所以在晒伤症状消失后，它引发的发炎反应仍会对身体产生相当长远的影响。

晒太阳有助于我们获取维生素 D，但想获得充足的维生素 D 并不需要把自己的皮肤晒得又红又肿，所以晒太阳时请做好防晒措施，避免皮肤受到紫外线的威胁。

防晒时，千万别忘了照顾那些眼睛不容易看到的肌肤，如耳朵、颈部的后方和头皮（或许，你也可以选择戴帽子的方式以避免这些部位的皮肤晒伤）。

长寿法则 58

避免失眠造成的健康隐忧

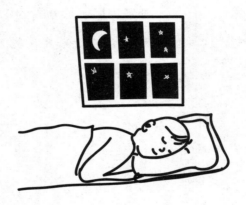

　　睡不好，做什么都不顺。我们都知道睡眠有多重要，一旦睡眠不足，就可能出现喜怒无常、精神不济、做事没效率、创造力下降、容忍度变低，以及协调能力异常的现象（有人认为，严重缺乏睡眠对行为能力的影响力就跟喝醉酒一样）。但以上状况只不过是一些你能注意到的明显症状，其实睡眠还会影响到很多你不一定察觉到的生理机制。

　　简单来说，充足的睡眠一直都是维护健康的无名英雄，所以剥夺一个人的睡眠就等于迫害他的健康。研究已经证实，睡眠状态支配着我们生活中的大小事，例如食量大小、易胖与否、抵抗力优劣、创造力高低、洞察力的敏锐度、记忆力好坏、学习力良好与否、应对压力能力的大小，以及处理信息的速度快慢等。

　　比起白天，大脑在夜间的活动更活跃。如果前一天晚上你的睡眠不足，就算只少睡一个半小时，你在第二天白天的警觉性都会下降约三分之一。事实上，我们挨饿的能力比不睡觉强许多。不良的睡眠习惯会衍生很多副作用，包括高血压病、头脑混沌、记忆力流失、难以学习新知识、肥胖症、心脑血管疾病和抑郁症。当我们把现在肥胖的盛行和普遍睡眠不足的现象摆在一起看时，就不禁会想，难道睡觉才是告别肥胖症的根本方式吗？

　　美国有 65% 的人超重或肥胖，还有 63% 的成年人每天晚上都没睡足 8 小时，这两者之间的数值似乎有着特殊的关联。美国成年人的工作日睡眠时间平均为 6.9 小时，周末为 7.5 小时，每天平均睡眠时间则为 7 小时。你用睡眠换得了什么？拥有良好睡眠质量的人，一年做梦不到 1 460 次，你达到这个标准了吗？

　　对许多现代人来说，没时间睡觉是一种"荣誉"的象征。所以当我在询问别人害怕自己得到什么致命疾病时，通常都会先问一个简单的问题，那就是："你的睡眠状况怎么样？"

　　社会上睡眠不足的状况如此常见，也难怪市场上跟睡眠辅助相关的产业如此蓬勃发展。美国至少有 20% 的年长者需要靠外力辅助睡眠，诸如处方类或非处方类的药物，甚至是酒精。更有不少人每晚都必须依赖药物入睡，但是这样好吗？更进一步的问题是：对我们来说，睡眠本来就跟吃饭、喝水一样，是一种非常自然的生存机制，现代人却无法自行入眠，这样的现象正常吗？

绝大多数患有失眠症或睡眠质量不好的人，在找出他们失眠的症结和建立起良好的睡眠习惯后，都能够在不使用任何药物的情况下自然入睡，重温香甜梦乡。你可以先注意自己有没有以下生活习惯：太晚喝含咖啡因的提神饮品；常杞人忧天、胡思乱想，没有在固定的时间休息或起床。如果你有上述习惯，请尽快改掉这些有碍于睡眠的陋习。

营造理想的睡眠环境也很重要，比如不要在卧室里放置太多电子设施，因为很多电子产品都会发出蓝光，这种光会让大脑不想睡觉。在一般情况下，请尽量不要使用助眠药物，除非是在跨时区旅行这类特殊状况下，或许你可以适度利用它们调节时差。你大概也需要好好检视怎样的睡眠方式对自己比较好。和你的伴侣睡在同一张床上理想吗？你是不是还在努力适应他雷声般的鼾声？

调查显示，年过 60 岁的人中，有 60% 的男性和 40% 的女性睡觉时会打鼾。这是不是正是你睡不好的原因？夫妻分床或是分房睡没什么大不了的，有高达 30% 的夫妻都是如此。如果你常常睡得香

甜，那么什么事处理起来似乎都会变得游刃有余，甚至连人际关系
也会改善。如果你睡不好，赶紧去探究背后的原因，找回你与生俱
来的睡眠本能吧！

长寿法则 59

避免引发过度发炎反应的陋习

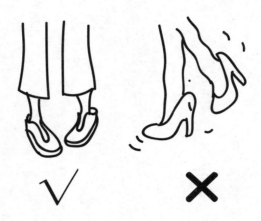

发炎反应是身体的一种正常防御机制，它的主要目的是启动生理的自愈能力，但有时疾病或是长期压力会使发炎反应过度作用，让它演变成一种具有破坏力的慢性发炎反应。现在许多常见的退行性疾病都和发炎反应有关，包括心脏病、老年痴呆症、癌症、自身免疫性疾病、糖尿病和早衰等。

赤脚或穿着不舒服的鞋子走路，会让双脚承受某些不必要的发炎反应，这些发炎反应更可能扩及全身，影响整体的生理系统。如果你想缓解全身发炎的状况，并减轻关节和腰背的负荷，我想再也没有什么方法比穿一双稳固、舒适的鞋子更简单、有效了。

除了每天穿着舒适的鞋子减轻发炎反应外，你还可以用其他方法避免不必要的发炎反应。例如保持健康的体重以远离慢性病风险（长寿法则第 13 条）、保持规律的作息让身体减压（长寿法则第 3 条）、接种流感疫苗以降低生病风险（长寿法则第 14 条）、服用低剂量阿司匹林对心脑血管疾病的帮助（长寿法则第 22 条）和正视他汀类药物对健康的影响（长寿法则第 21 条）、以正向信念获得治愈（长寿法则第 31 条），以及管理好自身的慢性疾病（长寿法则第 26 条）。假如你有任何明显的慢性发炎反应迹象，如胃食道逆流或是背痛，都请密切关注它们的状况，并尽可能想办法改善。

长寿法则 60

避免饮用缺乏营养价值的蔬果汁

　　千万不要以为买了杰克·拉兰内 *（Jack Lalanne）推荐的果汁机，
你就可以跟他一样活到 96 岁。

　　你应该想想，要不是他总是把蔬果榨成汁，一饮而尽，说不定
还能活到 100 岁。身体真的喜欢一口气吃进 10 根胡萝卜或 1 磅（约

---

*　被称为美国"健身之父"，其坚持的养生之道是合理饮食和经常锻炼。

等于 0.5 千克）重的白萝卜吗？更重要的是，这些被榨成汁、装在
瘦高玻璃杯里的蔬果汁的营养成分会跟原本的新鲜蔬果一模一样
吗？我想肯定不是。

　　为什么呢？因为氧气是一种强大的氧化剂，能通过窃取分子的
电子瞬间改变分子的化学特性。所以，一旦我们将水果或蔬菜的果
肉暴露在富含氧气的空气中，会发生什么状况呢？在我们切开蔬果
的瞬间，果肉便开始氧化，将这些蔬果榨成蔬果汁，让它们与氧气
接触的面积更大时，它们氧化的速度还会更快。

　　也就是说，榨蔬果汁的动作不仅会改变蔬果的外观，更会改变
它们的营养价值。这也就是"纯果乐"（Tropicana）公司出产的大部
分果汁都会装在不透明的容器中冷藏出售的原因，因为光和空气都
会减损果汁的营养。"纯果乐"是老牌的果汁制造商，当然知道该用
哪些方法延长产品中营养素的寿命。

　　前面我就已经强调过吃完整"真"食物的重要性了，显然果汁
并不符合要求。经过果汁机压榨的蔬果汁不是完整的食物，是加工
食品，因为许多包覆在果肉中的植物营养素都已经随着纤维素被移
除。的确有人说，蔬果汁拯救了他们的健康，或是改变了他们的体
态，但其实这不是蔬果汁的功效，而是蔬果汁减少了他们摄取垃圾
食物的机会。

　　虽然贩卖果汁的人喜欢说，许多研究都证实新鲜蔬果有益健康，
借此招揽生意，但他们完全没有提到，这些研究根本没有说到与

"果汁产品"有关的任何字眼（这些研究都是探讨"完整食物"对人体的好处）。这样的宣传简直就是张冠李戴、混淆视听，所以看到这里，你应该知道怎么做了吧？赶快丢掉你的果汁机，去吃完整的"真"食物，才是健康之道！

长寿法则.61

避免食用过多红肉或加工肉品

每周食用次数不得超过 3 次

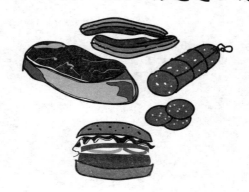

就跟酒精一样，肉类对健康也有正、反两面的影响，适量摄取红肉对健康不一定有害，但研究表示，每周吃超过 3 次红肉确实会增加你得某些疾病的风险。

还有大量数据指出，加工肉食品如熟食冷盘、意大利腊肠、火腿、培根、热狗和香肠等，对健康有负面的影响。之所以会这样，可能是因为这些加工肉食品都含有大量盐和有害化学物质，因此还是少吃为妙。

避免服用无益的维生素和补品

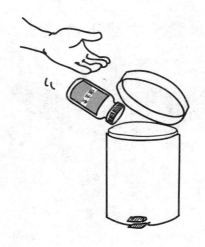

　　倘若你看到过去几十年来，许多研究团队对超过 1 000 名受试者展开的维生素研究，就会发现，许多研究成果都显示，服用维生素补充剂会提高癌症的风险，对健康也几乎没什么帮助（有些结果甚至具有统计上的显著性）。维生素和身体之间的作用非常复杂，但简单来说，身体喜欢制造自由基攻击有害健康的"坏"细胞（这些坏细胞也包括癌细胞）。

　　因此，如果你摄取了大量维生素，特别是那些打着"抗氧化剂"名号的维生素，阻止体内自由基的作用，就等于干扰身体本身自我调控自由基的能力。正因为目前我们还不是非常了解这套系统对人体的作用，所以更不该任意用这些补充剂来破坏生理系统原本的平衡。

　　说得通俗一点，我们根本不该指望单靠一粒药丸或包装食品就满足所有营养需求，因为它们不可能跟真正的食物一模一样。不要去理会这些维生素和补品的营养标识到底写了些什么，也不要再服用它们。去吃那些没贴营养标识的天然食物就对了！

长寿法则 63

避免让自己一直处于工作或学习的紧张环境中

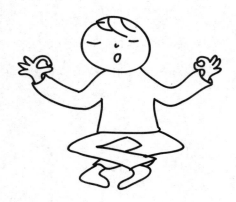

　　任何挑灯夜战或很长一段时间没有休假的人都知道，这样的工作模式会将自己推向濒临崩溃的边缘。"留得青山在，不怕没柴烧。"你不能总是夜以继日地工作，让自己身心俱疲，适时地休息是必要的。

　　太多人想用难得的长假一次性抚平整年的身心疲惫感，却忘了其实将放松的时间平均安排在一年中才是对身心最好的。适时地放空身心，能让你再度投身工作时更有创造力和效率。何谓放空呢？顾名思义，你不仅要放下手上的工作和家务，也必须空出脑袋里的思考空间，使身心都能在一个平和的环境中休息。

放空时，请特别留意不要使用手机、计算机或任何电子产品。虽然这些奇妙的电子产品能让我们在小小的窗口就得到各种娱乐消遣和信息，但是频繁使用这些产品可能会导致无法预料的副作用。

它们会让我们的大脑不断受到数字信息的刺激，进而让我们失去原本在放空时可以增进学习力、记忆力或是创造力的机会。看看你是否能在每周安排一两次放空时刻，时间不需要很长。

你可以试着从 20 分钟开始，在这段时间内，请不要使用任何传媒和科技产品，只做一些让自己感到放松的事情，如读一本书或快走（不要把手机带在身上）。一旦你将这些放空时刻排进时间表并付诸实践，就会发现自己的身心都会很享受这段时刻。

避免吸烟对肺脏造成的伤害

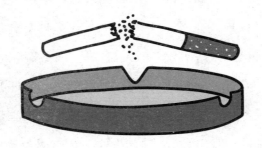

你的肺脏本身就要做很多工作，所以你实在不要再用吸烟增加它的负担。肺脏里过滤空气的肺泡，其表面积大概有一个网球场大，光是过滤你每天呼吸而吸入的两千加仑（约 7 600 升）空气，就已经让它很忙了，更别说烟草里的毒素对它造成多大的负荷。

除了增加肺脏的工作量，吸烟几乎是所有慢性疾病的主要风险因素之一，也就是说，它可以显著增加你得各种疾病的风险，并影响你的生活质量。因此，任何一个戒烟的人，都可以在健康和寿命方面获得极大的好处。

另外，尽管吸烟会对肺脏造成持续性的伤害，但好消息是，一旦停止吸烟，肺脏就能够长出新的细胞，所以你绝对不用怕现在戒烟已经太迟。

长寿法则 65

避免独享你的个人医疗信息

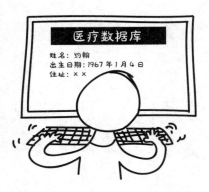

独享你的个人医疗信息绝对是弊大于利。你不必把自己的名字、体重、胆固醇多少、健康问题等公之于世，但如果你有机会以匿名的方式参与科学研究，请大方地分享个人的医疗资料。这将帮助我们建立数据库并发展出更好的技术和疗法，这些新的医疗方法就可以拯救你和你的家人。这个数据库和打探隐私无关，研究人员纯粹是想通过这些原始数据，为人们创造出更多活下去的机会。

所以有机会的话，让你的个人医疗信息为研究尽一份力。如果你的公司有提供交互式的健康计划，也请你主动报名参加！

PART 3

一

良心医生的叮嘱与
保健清单

这章以每 10 年为一个单位，为你规划
并列举出 20 岁、30 岁、40 岁等阶段应进
行的养生事项。这份条例式的计划表才是你
真正的"养生懒人包"，它让你知道该在哪
个阶段完成哪些目标。

各年龄阶段应该注意的生理信息检查表

接下来，我将以 10 年为一个单位，告诉你各个年龄阶段应该了解的生理信息和采取的预防措施。一个 20 多岁的人要注意的，一定会和他 50 多岁的母亲不太一样。就跟我在本书一开始强调的一样，这本书提到的所有建议都有厚实的科学研究成果做后盾，并广为医学界所接受，以下列出的计划当然也不例外。

20 岁以上的检查要项

检查要项	检查重点
血压	至少每年检查一次。如果过去你曾出现血压过高或过低的现象，则请提高检查的频率
空腹胆固醇	禁食 9～12 小时后，进行血液胆固醇测试，你将从中获得比较准确的相关血脂数值，例如甘油三酯（TG）、总胆固醇、低密度脂蛋白（LDL）和高密度脂蛋白（HDL）含量。每 5 年进行一次检测，如果你过去曾出现血脂异常的状况，则请提高检测的频率

（续表）

检查要项	检查重点
牙齿健康	每年看一次牙医，为牙齿做详细的检查和清洁。如果你容易出现口腔问题（如蛀牙），则每年检查2次
眼睛健康	每2年看一次眼科，检查眼睛的状况。如果你有其他特殊状况，则按照医生指示的时间进行视力检查
性健康	做性病的筛检，女性则应每年做子宫颈抹片和骨盆腔检查
免疫接种	19岁时应接种破伤风和白喉的强化疫苗；如果你尚未接种人乳头瘤病毒疫苗，请一并接种疫苗。每年接种流感疫苗。1980年之后出生的人，都应该接种水痘疫苗
皮肤检查	每月自我检查皮肤上的变化，并每年到医院进行一次皮肤检查
睾丸检查	每月自我检查，特别是有睾丸癌家族病史者
乳房检查	每月自我检查，特别是有乳腺癌家族病史者
运动	制定个人的健身计划及每天的活动目标，搭配计步器追踪一整天的运动量
糖尿病筛检	如果你是有糖尿病家族病史、得过妊娠糖尿病，或体重指数（BMI）大于或等于25的人，请做糖化血色素（HbAlc）的检查

（续表）

检查要项	检查重点
检测糖	化血色素可以让你了解自己在过去 3 个月内的平均血糖值，它能比一般血糖检测更客观地反映身体整体的血糖调控状态（因为一般的血糖检测只能测定单一时间点的血糖值）

30 岁以上的检查要项

检查要项	检查重点
血压	至少每年检查一次。如果过去你曾出现血压过高或过低的现象，则请提高检查的频率
空腹胆固醇	每 5 年进行一次检测，如果过去你曾出现血脂异常的状况，则请增加检测的频率。这套检测需先禁食 9～12 小时，之后你便可得到比较准确的检测结果
牙齿健康	每年看一次牙医，为牙齿做详细的检查和清洁。如果你容易出现口腔问题（如蛀牙），则每年检查 2 次
眼睛健康	每 2 年看一次眼科，检查眼睛的状况。如果你有其他特殊状况，则按照医生指示的时间进行视力检查

（续表）

检查要项	检查重点
性健康	做性病的筛检，女性则应每年做子宫颈抹片和骨盆腔检查
免疫接种	适时补打强化疫苗，保持体内疫苗的活性；每年接种流感疫苗
皮肤检查	每月自我检查皮肤上的变化，并每年到医院进行一次皮肤检查
睾丸检查	每月自我检查，特别是有睾丸癌家族病史者
乳房检查	每月自我检查，特别是有乳腺癌家族病史者
运动	制定个人的健身计划以及每天的活动目标，搭配计步器追踪一整天的运动量
糖尿病筛检	如果你是有糖尿病家族病史、得过妊娠糖尿病，或体重指数（BMI）大于或等于 25 的人，请做糖化血色素的检查。检测糖化血色素可以让你了解自己在过去 3 个月内的平均血糖值，它能比一般血糖检测更客观地反映身体整体的血糖调控状态（因为一般的血糖检测只能测定单一时间点的血糖值）

40 岁以上的检查要项

检查要项	检查重点
血压	每年至少到医院检查一次，如果过去你曾出现血压过高或过低的现象，则需要增加检查的次数。自己平时也要多注意血压的状态，并将日常测量的血压值记录下来。留意血压状况的任何改变，例如血压在下午有升高的现象，或是运动后会下降等
空腹胆固醇和发炎标记	每 3～5 年进行一次检测，如果过去你曾被检出异常的状况，则请增加检测的频率。发炎标记是一群生化指标的总称，它们在体内的浓度能反映身体整体的发炎状况（当浓度异常时，就表示身体出了状况）
牙齿健康	每年看一次牙医，为牙齿做详细的检查和清洁。如果你容易出现口腔问题（如蛀牙），则每年检查 2 次
眼睛健康	每 2 年看一次眼科，检查眼睛的状况。如果你有其他特殊状况，则按照医生指示的时间进行视力检查
性健康	做性病的筛检，女性则应每年做子宫颈抹片和骨盆腔检查
免疫接种	适时补打强化疫苗，保持体内疫苗的活性；每年接种流感疫苗
皮肤检查	每月自我检查皮肤上的变化，并每年到医院进行一次皮肤检查

（续表）

检查要项	检查重点
睾丸检查	每月自我检查，特别是有睾丸癌家族病史者
乳房检查	每月自我检查，特别是有乳腺癌家族病史者。此时你也可以与医生讨论进行首次乳房 X 射线检查的事宜。研究证实，这个年龄段的人若每年定期做乳房 X 射线检查，将可以降低死亡率。不过，并非每一家专业机构都建议做这类检查，因为他们对这项检查产生的风险和利益有不同的见解。每年你都可以跟医生讨论现在适合你的乳癌筛检方法有哪些
运动	制定个人的健身计划及每天活动目标，搭配计步器追踪一整天的运动量
糖尿病筛检	每年至少做一次血糖检测，如果你过去曾有血糖异常的状况，则请提升检测的频率。45 岁的时候，请你一定要去做糖化血色素的检查，检测糖化血色素可以让你了解自己在过去 3 个月内的平均血糖值，它能比一般血糖检测更客观地反映身体整体的血糖调控状态（因为一般的血糖检测只能测定单一时间点的血糖值）
前列腺检查	如果你是非裔美国人或有前列腺癌的家族病史，请找时间检测你的前列腺特异性抗原（前列腺癌的指标）。或者，你可以等到 50 岁再去做这项检测
预防性药物	根据你的家族病史和个人风险，与医生讨论你是否该每天服用他汀类药物和低剂量的阿司匹林（75 毫克或 81 毫克）来做预防性治疗

50 岁以上的检查要项

检查要项	检查重点
血压	每年至少到医院检查一次，如果过去你曾出现血压过高或过低的现象，则请增加检查的频率。自己平时也要多注意血压的状态，并将日常测量的血压值记录下来。留意血压状况的任何改变，例如血压在下午有升高的现象，或是运动后会下降等
空腹胆固醇和发炎标记	每 3～5 年进行一次检测，如果过去你曾被检出异常的状况，则请增加检测的频率
大肠检查	每年做一次粪便潜血检查，并根据医生的建议和你个人的风险，每 5～10 年做一次大肠镜检查
牙齿健康	每年看一次牙医，为牙齿做详细的检查和清洁。如果你容易出现口腔问题（如蛀牙），则每年检查 2 次
糖尿病筛检	每 3 年做一次糖化血色素的检测，如果你过去曾有血糖异常的状况，则请依医生指示的时间检测
眼睛健康	每 2 年看一次眼科，检查眼睛的状况。如果你有其他特殊状况，则按照医生指示的时间进行视力检查

（续表）

检查要项	检查重点
免疫接种	适时补打强化疫苗，保持体内疫苗的活性；每年接种流感疫苗。60 岁以上的人都必须接种带状疱疹疫苗；65 岁时，则须接种肺炎链球菌疫苗
听力检查	如果你在 65 岁以上，请检测一下听力
骨质疏松筛检	所有 65 岁以上的女性都必须做骨密度检测。如果你有这方面的风险，也请去检测一下
前列腺检查	每年做一次前列腺检查
乳房检查	每月自我检查，特别是有乳腺癌家族病史者。根据你的个人风险，定期做乳房 X 射线检查
皮肤检查	每月自我检查皮肤上的变化，并每年到医院进行一次皮肤检查
运动	制定个人的健身计划及每天的活动目标，搭配计步器追踪一整天的运动量
预防性药物	根据你的家族病史和个人风险，与医生讨论你是否该每天服用他汀类药物和低剂量的阿司匹林（75 毫克或 81 毫克）来做预防性治疗

60 岁以上的检查要项

检查要项	检查重点
腹部超音波	如果你在 65 岁以上，且有吸烟的习惯，请做这套检查
血压	每年至少到医院检查一次，如果过去你曾出现血压过高或过低的现象，则请增加检查的频率。自己平时也要多注意血压的状态，并将日常测量的血压值记录下来。留意血压状况的任何改变，例如血压在下午有升高的现象，或是运动后会下降等
空腹胆固醇和发炎标记	每 3～5 年进行一次检测，如果过去你曾被检查出异常的状况，则请增加检测的频率
大肠检查	每年做一次筛检大肠癌的检查，直到 75 岁为止。检查的项目包括每 10 年做一次大肠镜检查和每年做一次粪便潜血检查。假如你有每 5 年做一次乙状结肠镜检查的习惯，那么粪便潜血的检查频率就可以降至每 3 年一次
牙齿健康	每年看一次牙医，为牙齿做详细的检查和清洁。如果你容易出现口腔问题（如蛀牙），则每年检查 2 次
糖尿病筛检	每 3 年做一次糖化血色素的检测，如果你过去曾有血糖异常的状况，则请依医生指示的时间检测

（续表）

检查要项	检查重点
眼睛健康	每 2 年看一次眼科,检查眼睛的状况。如果你有其他特殊状况,则按照医生指示的时间进行视力检查
免疫接种	适时补打强化疫苗,保持体内疫苗的活性;每年接种流感疫苗。60 岁以上的人都必须接种带状疱疹疫苗;65 岁时,则须接种肺炎链球菌疫苗
听力检查	如果你在 65 岁以上,请检测一下听力
骨质疏松筛检	所有 65 岁以上的女性都必须做骨密度检测。如果你有这方面的风险,也请去检测一下
前列腺检查	每年做一次前列腺检查。
乳房检查	每月自我检查,特别是有乳腺癌家族病史者。根据你的个人风险,定期去做乳房 X 射线检查
皮肤检查	每月自我检查皮肤上的变化,并每年到医院进行一次皮肤检查
运动	制定个人的健身计划及每天的活动目标,搭配计步器追踪一整天的运动量
预防性药物	根据你的家族病史和个人风险,与医生讨论你是否该每天服用他汀类药物和低剂量的阿司匹林（75 毫克或 81 毫克）来做预防性治疗

70 岁以上的检查要项

检查要项	检查重点
腹部超音波	如果你有吸烟的习惯，请做这套检查
血压	每年至少到医院检查一次，如果过去你曾出现血压过高或过低的现象，则请增加检查的频率。自己平时也要多注意血压的状态，并将日常测量的血压值记录下来。留意血压状况的任何改变，例如血压在下午有升高的现象，或是运动后会下降等
空腹胆固醇和发炎标记	每 3～5 年进行一次检测，如果过去你曾被检出异常的状况，则请增加检测的频率
大肠检查	每年做一次粪便潜血检查，并根据医生的建议和你个人的风险，每 5～10 年做一次大肠镜检查
牙齿健康	每年看一次牙医，为牙齿做详细的检查和清洁。如果你容易出现口腔问题（如蛀牙），则每年检查 2 次
糖尿病筛检	每 3 年做一次糖化血色素的检测，如果你过去曾有血糖异常的状况，则请依医生指示的时间检测
眼睛健康	每 2 年看一次眼科，检查眼睛的状况。如果你有其他特殊状况，则按照医生指示的时间进行视力检查
免疫接种	适时补打强化疫苗，保持体内疫苗的活性；每年接种流感疫苗。假如你在 60 多岁的时候没有接种肺炎链球菌疫苗，请去接种

（续表）

检查要项	检查重点
听力检查	根据你的家族病史和个人风险，与医生讨论你是否该每天服用他汀类药物和低剂量的阿司匹林（75 毫克或 81 毫克）来做预防性治疗
前列腺检查	每年做一次前列腺检查
乳房检查	每月自我检查，特别是有乳腺癌家族病史者。根据你的个人风险，定期做乳房 X 射线检查
皮肤检查	每月自我检查皮肤上的变化，并每年到医院进行一次皮肤检查
运动	制定个人的健身计划及每天的活动目标，搭配计步器追踪一整天的运动量
预防性药物	根据你的家族病史和个人风险，与医生讨论你是否该每天服用他汀类药物和低剂量的阿司匹林（75 毫克或 81 毫克）来做预防性治疗

获得健康的"养生懒人包"

这些让你获得健康的方法，由各个方面可靠的数据汇整而成，是名副其实的"养生懒人包"。

有了它们，你将更容易记得拥有健康的关键法则和策略。无论几岁，只要你想永葆健康，以下就是你必做之事。

要项	方法
每年定期到医院做全身性体检	大多数人，特别是健康的年轻人，通常都没有每年做健康检查的习惯。但是，想保持健康的状态，定期体检、预防性筛检和免疫接种是必备要素。与医生会诊健康检查前，你可以先做一份个人健康问卷，做完之后，别忘了把问卷带给医生作为参考依据
了解你的家族病史	家庭病史是最能充分了解你健康风险的工具之一，却常常被我们忽略。你得癌症、糖尿病、心脏病、脑卒中或其他疾病的机会，都可以从家族病史里略见一二。多多和家人讨论这方面的话题，并密切注意直系血亲的相关病史

（续表）

要项	方法
不要吸烟	如果你吸烟，请戒掉！吸烟男性得肺癌的概率大约是不吸烟男性的 23 倍，且九成因肺癌而死的人都是吸烟所致。另外，吸烟还会使你患心脏病的风险倍增
多活动	如果你没有运动的习惯，请先从一些简单的有氧运动做起，尽量每天运动 30 分钟。白天在工作或从事其他活动时，也请记得适时起身活动下筋骨，久坐会增加患许多疾病的风险。生活中处处都有活动身体的机会，譬如你可以用走楼梯的方式取代坐电梯，你可以午休时散步 20 分钟，以及把车停在离卖场远一点的地方
保持规律的作息	尽可能每天在固定的时间吃饭、睡觉和运动
了解你的身体	记录下身体出现的每一个症状和感受，方便与医生讨论
健康饮食	多吃水果、蔬菜和全谷物，选择有益于健康的蛋白质来源，如瘦肉、禽肉、鱼肉、豆类和坚果。避免摄取含有过多加工油脂、盐和糖的食物，任何食物都不该过量，适量摄取才是健康的关键
保持健康体重	吃进或喝进的热量，应该和你的活动量达到平衡。只有 33% 的成年人拥有符合身高比例的健康体重，肥胖是许多慢性疾病的主要风险因素，如 2 型糖尿病、心脑血管疾病、高血压病、脑卒中和某些癌症

（续表）

要项	方法
管理你的压力	压力（特别是长期压力）很可能是造成或加重你健康问题的原因之一。因此，管理压力对你的健康和幸福非常重要。每天抽一段时间去散散步，或做一些放松身心的事
适量饮酒	饮酒有益于健康，它是均衡饮食的一部分，但前提是适量。男性每天不能喝酒 2 杯以上，女性每天不能喝 1 杯以上（所谓 1 杯为约 350 毫升的啤酒、约 150 毫升的葡萄酒或约 44 毫升的 60°蒸馏酒）
良好的睡眠	睡眠的质量决定你食量的多少、新陈代谢的快慢、身体的胖瘦、抵抗力的强弱及应对压力的能力大小。保持规律的睡眠习惯，尽量在固定的时间就寝和起床
避免服用任何维生素和补充剂	除非你的医生觉得你需要吃它们，否则请不要碰它们
讨论阿司匹林和他汀类药物的作用	如果你在 40 岁以上，请向你的医生询问使用这些预防性药物的相关事宜

减少生病风险的十大行动

即刻采取以下行动可以减少生病的风险，特别是两种最让人害怕的疾病：癌症和痴呆症。

1. 饮食以"真"食物为主。

2. 避免服用维生素和补充剂。

3. 快 40 岁的时候，和你的医生谈谈阿司匹林和他汀类药物。

4. 按计划定期做癌症筛检。

5. 规律运动，白天时多活动。

6. 保持健康的体重。

7. 不碰烟草制品。

8. 不在没防晒的情况下晒太阳。

9. 避免发炎反应发生。

10. 每年打一剂流感疫苗。

帮助孩子树立健康观念的十件事

1. 告诉孩子为什么要这样做。我们通常只顾着告诉孩子们该怎么做，却没有告诉孩子为什么这样做。如果你也不明白为什么要这样做，请先自己找出答案。

2. 观看杰米·奥利弗的影片和讨论儿童和营养议题的 TED 谈话节目（TED Talk）。网址链接：http://www.youtube.com/user/JamieOliver。

3. 言传身教，树立一个好榜样。

4. 鼓励孩子多活动身体。

5. 告诉孩子暂时放下数字产品（手机、游戏机）的重要性。

6. 接种疫苗。

7. 带着孩子购买食物或去农贸市场；煮饭时，也请鼓励孩子在厨房里帮忙。

8. 如果家里有人生病，请让孩子尽一己之力，帮一些忙。譬如让孩子去募集医药费、倡导应对这种疾病的正确观念，或直接为孩子安排一些照顾患者的机会。

9.带孩子去儿科做健康检查前，请孩子先从头到脚检视自己一番，看看身体是否有哪里受伤或出现变化。同时，鼓励孩子把想请教医生的问题列出。

10.让孩子保管自己的医疗记录，包括历年的身高、体重，还有接种疫苗和住院的记录等。孩子很快就会因此养成关心自己健康的习惯，这时候也请你给孩子和医生单独会诊的时间。

美国的十大死因清单 *

1. 心脏病：每年夺走 597 689 条人命。

2. 癌症：每年夺走 574 743 条人命。

3. 慢性下呼吸道疾病：每年夺走 138 080 条人命。

4. 脑卒中（脑血管疾病）：每年夺走 129 476 条人命。

5. 意外事故（非蓄意性伤害）：每年夺走 120 859 条人命。

6. 阿尔茨海默病：每年夺走 83 494 条人命。

7. 糖尿病：每年夺走 69 071 条人命。

8. 肾炎、肾病症候群和肾病：每年夺走 50 476 条人命。

9. 流感和肺炎：每年夺走 50 097 条人命。

10. 自杀：每年夺走 38 364 条人命。

---

* 来自 2010 年美国疾病控制与预防中心（CDC）的统计数据。

全球十大死因一览表 *

1. 缺血性心脏病：每年 7 250 000 个死亡病例（死亡率 12.8%）。

2. 脑卒中和其他脑血管疾病：每年 6 150 000 个死亡病例（死亡率 10.8%）。

3. 下呼吸道感染：每年 3 460 000 个死亡病例（死亡率 6.1%）。

4. 慢性阻塞性肺病：每年 3 280 000 个死亡病例（死亡率 5.8%）。

5. 腹泻疾病：每年 2 460 000 个死亡病例（死亡率 4.3%）。

6. 人类免疫缺陷病毒（HIV）／艾滋病（AIDS）：每年 1 780 000 个死亡病例（死亡率 3.1%）。

7. 气管癌、支气管癌和肺癌：每年 1 390 000 个死亡病例（死亡率 2.4%）。

8. 结核病：每年 1 340 000 个死亡病例（死亡率 2.4%）。

9. 糖尿病：每年 1 260 000 个死亡病例（死亡率 2.2%）。

10. 交通事故：每年 1 210 000 个死亡病例（死亡率 2.1%）。

---

* 资料来自 2008 年世界卫生组织的统计数据。

热门减肥法的迷思与真相 *

迷思	真相
不需要花太多力气，就能有显著的减肥效果，你可以轻松地达到减肥目标	减肥绝对需要你多下点功夫。想要成功减肥，你需要的不仅仅是每天快走
定下实际的目标，对你的减肥成效才有帮助	就算设下一个十分荒唐的目标，但只要有心也能够成功减肥
对减肥成果的野心过大，终将导致失败	尽管你可能会因此受挫，但这份野心也可能让你挺过减肥过程中的难关
没有从心底地想改变饮食，就无法成功减肥	有时一个小小的动机就可以促使你产生巨大的改变。如果你心中多少有点意愿想改变一些饮食习惯，做就对了
快速减肥的成果只是一时，无法持久	稳定缓慢的减肥步调不一定总能发挥功效，有时快速减去体重反而可以得到更持久的成果

---

* 数据来源：http://www.nejm.org/doi/full/10.1056/NEJMsa1208051。

反式脂肪含量高的十大食品 *

1. 人造奶油、起酥油和其他抹酱制品。

2. 烘焙预拌粉（例如蛋糕粉、松饼粉）。

3. 即食汤品（特别是泡面、杯汤）。

4. 快餐（特别是油炸食品）。

5. 冷冻食品（例如甜派、咸派、格子松饼、比萨、裹有面包粉的鱼柳）。

6. 烘焙食品（特别是工业化生产的蛋糕和甜甜圈）。

7. 洋芋片和脆饼。

8. 早餐食品（例如玉米片和能量棒）。

9. 小西饼和糖果（特别是有添加奶精的品项）。

10. 佐料和佐酱（例如植物性奶精、调味咖啡、高汤和沙拉酱等产品）。

---

* 　数据来源：http://www.webmd.com/diet/features/top-10-foods-with-trans-fats?= 3。

含糖量高的十大食品 *

1. 砂糖和其他甜味剂（红糖、蜂蜜、糖蜜、高粱糖浆）。

2. 速溶粉和汽水。

3. 糖果和牛轧糖。

4. 果干。

5. 小西饼、蛋糕和甜派。

6. 抹酱、果酱和蜜饯。

7. 早餐谷片、麦谷棒和即冲即饮燕麦片产品。

8. 酱料（例如西红柿酱、巧克力糖浆和沙拉酱）。

9. 冰淇淋、奶昔、咖啡饮品。

10. 水果罐头。

---

* 数据来源：http://www.healthaliciousness.com/articles/high-sugar-foods.php。

名列前茅的高血糖指数食品 *

1. 汽水、运动饮料和果汁。

2. 白面包、意大利面、米饭和面条（贝果、法式长棍面包、甜甜圈、格子松饼、松饼、米糕和比萨都属此类）。

3. 马铃薯、薯片和欧洲防风草（parsnips）。

4. 蝴蝶脆饼（pretzel）、一般脆饼和小西饼。

5. 蛋糕和大多数烘焙食品。

6. 精致的商业化谷片和即食燕麦片。

7. 椰枣、葡萄干、西瓜。

8. 大多数糖果。

---

* 数据来源：http://www.health.harvard.edu/newsweek/glycemic_index_and_ glycemic_load_for_100_ foods.htm。

富含 OMEGA-3 的前十一大鱼种 *

1. 野生阿拉斯加三文鱼。

2. 北极红点鲑鱼。

3. 鲭鱼。

4. 沙丁鱼。

5. 银鳕 / 黑鳕鱼（来自阿拉斯加或加拿大、冰岛）。

6. 鳀鱼。

7. 生蚝。

8. 虹鳟鱼。

9. 长鳍金枪鱼（来自美国或加拿大）。

10. 淡菜。

11. 大比目鱼。

---

* 数据来源:《美国新闻与世界报导》针对环境保护基金会（environmental defense fund）的"海产选级计划"（seafood selector）和蒙特雷湾水族馆（monterey bay aquarium）的"海产看守员计划"（seafood watch）做的摘要（http://health.usnews. com/health-news/diet-fitness/slideshows /best-fish）。

OMEGA-3：即奥米茄 -3，为一组多元不饱和脂肪酸，对人体健康十分有益。

受汞污染的十大鱼种 *

1. 马头鱼（墨西哥湾）。

2. 剑旗鱼。

3. 鲨鱼。

4. 大耳马鲛。

5. 大眼金枪鱼。

6. 长寿鱼。

7. 马林鱼。

8. 马鲛鱼（来自墨西哥湾）。

9. 石斑鱼。

10. 金枪鱼。

---

* 　数据来源：美国食品药物管理局网站统计自 1990—2010 年的食用鱼种（http:// www. fda.gov/Food/FoodborneIllnessContaminants/Metals/ucm115644.htm）。

最有用的十大健康医疗网站[*]

1. 美国国立卫生研究院（national institutes of health，NIH），网址：NIH.gov。

2. 美国疾病控制和预防中心，网址：CDC.gov。

3. 美国家庭医生学会（American academy of family physicians），网址：familydoctor.org。

4. 美国疾病预防和健康促进办公室（office of disease prevention and health promotion），网址：healthfinder.gov。

5. 活得坚强（livestrong），网址：livestrong.org。

6. 美国心脏协会，网址：americanheart.org。

7. 梅奥医学中心（mayo clinic），网址：MayoClinic.com。

8. 美国国家医学图书馆（national library of medicine），网址：MedlinePlus.gov。

9. 美国大众医疗新闻网（WebMD），网址：WebMD.com。

10. 美国癌症学会（American cancer society），网址：cancer.org。

---

* 以上网站是获得健康信息的良好来源，但并不表示我认同网站上的一切信息。

最容易造成食物中毒的五大食物 *

1. 受到曲状杆菌（campylobacter）或沙门氏菌（salmonella）污染的禽肉。

2. 带有弓形寄生虫（toxoplasma）的牛肉和猪肉。

3. 受到李斯特菌（listeria）污染的熟食肉类和乳制品（如软奶酪）。

4. 受到沙门氏菌和诺如病毒（norovirus）污染的食材，多半出现在沙拉这类食品中（生食绿叶蔬菜是食物中毒的主要原因）。

5. 受到沙门氏菌污染的鸡蛋及其制品。

---

* 数据来源：美国疾病控制与预防中心（CDC）。

到急诊室就诊的十大原因 *

1. 呼吸困难、喘不过气。

2. 胸部、上腹部疼痛或紧迫。

3. 昏厥、突然晕眩或瘫软。

4. 视力的变化。

5. 精神状态的混乱或变化。

6. 任何突如其来或严重的疼痛。

7. 不受控制地出血。

8. 严重或持续性地呕吐、腹泻。

9. 咳嗽或呕血。

10. 有自杀或杀人的冲动。

---

* 数据来源：美国急诊医师学院（ACEP）。

天冷必做的十件事情

1. 在没得流感前，接种流感疫苗。

2. 勤洗手。

3. 避免与他人共食或共饮。

4. 与生病的人保持距离。

5. 如果生病了，就不要去上班（并避免出入公共场所）。

6. 随身携带锌锭。

7. 不要乱摸脸和直接用手拿东西吃。

8. 随身携带洗手液。

9. 避免身处通风不良的闷热房间。

10. 保持生活环境的整洁。

走路的十大好处

1. 防止体重增加，甚至还能降低体重。

2. 降低患癌症的风险。

3. 降低患心脏病和脑卒中的风险。

4. 降低得糖尿病的风险。

5. 激发脑力和创造力。

6. 改善心情。

7. 释放压力。

8. 增进与大自然之间的联系和激励自我反思。

9. 提高警觉性。

10. 更加长寿。

Thanks
致 谢

　　与第一本书一样，我能完成这本书，要感谢我诊治过的患者，因为他们让我每天在与他们的互动中不断精进自己的能力。谢谢你们愿意让我为你们医护，让我从你们身上看见身体如何运转，也谢谢你们在每次就诊时提醒我在医疗上还有哪些不完善之处。

　　医学需要一定程度的创新，才有办法真正协助和治愈每一位患者。我还要感谢许多人对我的批评指正，因为他们的建议和想法使我注意到不同的视角，进而得以用更周全、更适当的方式表述我的想法。

　　出版此书不是为了证明我自己有多厉害，而是为了对健康教育尽一点心力。况且，这本书的成就并不是单靠我一个人完成，一路上我都受到许多人的倾力相助。

　　这本书的出版不仅将我推向保健医疗事业的高峰，也让我得以持续与热情的团队合作。首先，我要感谢我的工作伙伴克里斯汀·罗伯格（Kristin Loberg）。克里斯汀和我已经合伙工作近3个年头，当我打算动手写另一本书时，脑海中浮现的帮手就是克里斯汀。她是一位很棒的合作伙伴和朋友，更是个有洞察力的思想家和才华洋溢的作家。

我要感谢克里斯汀的家人劳伦斯和柯林（和她的第二个孩子，因为写这本书的时候，这个孩子还在妈妈的肚子里），谢谢他们让我占用了这么多与克里斯汀相处的宝贵时光。

我必须感谢和赞扬奇芸·蔻（Chieun Ko），多亏她美丽和有趣的插图，让人更容易理解书中的概念，也使整个阅读的过程更有趣。当然，我也非常感谢她的家人，布莱恩和卢卡，让她在过去一年中得以安心帮助我。

谢谢罗伯特·巴内特（Robert Barnett）用他的专业和细心引导我顺利完成这本书；谢谢戴维·波维奇（David Povich）总是做我最坚强的后盾，十分感谢他们两位为我做的一切。

在我短短的作家生涯中，只和一家出版社合作过，但我想，我再也找不到比他们更好、更积极的团队。我要感谢西蒙与舒斯特出版公司对我的支持，在普利希拉·潘登（Priscilla Painton）杰出的领导下，这本书才得以诞生。她独到的编辑观点和实践经验，为这本书增色不少。

另外，我也要感谢参与这个团队的出色人员，包括 Michael Accordino、Suzanne Donahue、Lance Fitzgerald、Larry Hughes、Nancy Inglis、Amy Ryan、Nancy Singer、Sydney Tanigawa 和团队的小组长 Jonathan Karp。非常感谢你们在这段时间里对我的照顾和支持。

我也受到南加州大学西城癌症中心（USC westside cancer center）

和应用分子医学中心（center for applied molecular medicine）的很多照顾，感谢他们让我有机会身兼医生和研究员，还能有时间写书。我想特别感谢我优秀的助理 Autumn，以及临床团队的 Adam、Angel、Claire、Julianne、Julie、Justin、Lisa、Olga、Robin、Shelly 和 Mitchell。感谢你们每天尽职尽责，用心地照料每一位患者。

我还想对研究团队的 Jonathan、Parag、Dan、Shannon、Paul、Kian、Kristina 和 Yvonne 说："谢谢你们激发我的思想，并致力于为大众找出更好的疾病治疗方法。"

我也要感谢在美国哥伦比亚广播公司新闻网（CBS news）不断支持和激励我的同事，包括 Jeff Fager、Sandy Gleysteen、Gayle King、Jonathan LaPook、Chris Licht、Norah O'Donnell、Karolyn Pearson、David Rhodes 和 Charlie Rose，要不是他们邀请我撰写医学文稿，我也没有机会对这么多人宣传保健知识。

我还要对 Dominick Anfuso、Marc Benioff、Gerald Breslauer、Eli Broad、Bill Campbell、Michael Dell、Larry Ellison、Robert Evans、Murray Gell-Mann、Al Gore、Brad Gray、Davis Guggenheim、Danny Hillis、Walter Isaacson、Peter Jacobs、Clifton Leaf、Max Nikias、Fabian Oberfeld、Howard Owens、Shimon Peres、Maury Povich、Carmen Puliafito、Bruce Ramer、Sumner Redstone、Joe Schoendorf、Dov Seidman、Bonnie Solow，Steven Spielberg、Elle Stephens、Yossi Vardi、Jay Walker、David Weissman

和 Neil Young 说:"谢谢你们当我的良师益友,你们带给我的感悟,使我收获良多。"

感谢 Steve Bennett 领导的团队以充满创意的思维管理 AuthorBytes 的网页动态,以及 Josh Greenstein、Amy Powell 和 Karen Hermelin 在派拉蒙电影公司,用如梦似幻的方式向人们宣传有关健康的知识。

最后,我要谢谢我的家人,感谢他们坚定不移地支持我和爱着我。谢谢你们,艾米、西尼、麦尔斯和我的父母。我们家族历代相传且最为人津津乐道的传统就是互相扶持,我想未来我和妻子艾米也会继续传承这项珍贵的家族特色。

谢谢大家的支持,也谢谢大家推广我的这份理念,让我们有机会一起迎向更好的医疗环境和更健康的未来。

图书在版编目（CIP）数据

拒绝生病 /（美）大卫·阿古斯著；王念慈译 . — 广州：
广东科技出版社 , 2020.1
书名原文 : A Short Guide to a Long Life
ISBN 978-7-5359-7370-2

Ⅰ . ①拒… Ⅱ . ①大… ②王… Ⅲ . ①保健 – 基本知
识 Ⅳ . ① R161

中国版本图书馆 CIP 数据核字 (2019) 第 242787 号

拒绝生病
JUJUE SHENGBING

出　版　人：朱文清
责任编辑：高　玲　方　敏
监　　　制：黄　利　万　夏
特约编辑：刘长娥　王　萱
营销支持：曹莉丽
版权支持：王秀荣
装帧设计：**紫图装帧**
责任校对：杨崚松
责任印制：吴华莲
出版发行：广东科技出版社
　　　　　（广州市环市东路水荫路 11 号　邮政编码：510075）
销售热线：020-37592148 / 37607413
http ://www.gdstp.com.cn
E-mail：gdkjzbb@gdstp.com.cn（编务室）
经　　销：广东新华发行集团股份有限公司
印　　刷：天津中印联印务有限公司
规　　格：710 mm×1 000 mm　1/16　印张 14.5　字数 250 千
版　　次：2020 年 1 月第 1 版
　　　　　2020 年 1 月第 1 次印刷
定　　价：49.90 元